高等院校医学实验教学系列教材

诊断学实习指导

主　编　徐　勇　蒲　霞

副主编　于　华　朱喜丹

编　委　（按姓氏笔画排序）

丁银环　于　华　王　盼　朱喜丹

李　晴　李婧媛　邹欣然　张　丽

张刘丽　周　鑫　胡跃宣　钟　宇

袁　琳　顾　勇　徐　勇　蒲　霞

路博文　黎秋晗

科学出版社

北京

内 容 简 介

本书根据高等医学院校诊断学教材及诊断学教学大纲的要求，针对诊断学实习涉及的主要内容进行编写。全书共四个部分，第一部分为问诊及体格检查（含 13 次实习），第二部分为心电图检查，第三部分为实验室检查（含 18 个常用实验），第四部分为临床常用诊断技术（含 4 个穿刺术实习），文后附测试题答案。每一项实习均包括实习目的、实习目标、重点难点、实习方法、实习内容，并附有测试题或思考题，以方便学生复习。为了便于读者理解，对所授内容有更直观的感受，体格检查的内容附有教学视频，可扫描二维码进行观看。

本书可作为高等医学院校诊断学实习的教材和参考书，也可作为研究生考试和执业医师考试的辅助读物。

图书在版编目（CIP）数据

诊断学实习指导 / 徐勇，蒲霞主编 . —北京：科学出版社，2022.1
高等院校医学实验教学系列教材
ISBN 978-7-03-070105-3

Ⅰ.①诊⋯ Ⅱ.①徐⋯ ②蒲⋯ Ⅲ.①诊断学－医学院校－教学参考资料
Ⅳ.① R44

中国版本图书馆 CIP 数据核字（2021）第 212306 号

责任编辑：周　圆 / 责任校对：宁辉彩
责任印制：赵　博 / 封面设计：陈　敬

科 学 出 版 社 出版
北京东黄城根北街 16 号
邮政编码：100717
http://www.sciencep.com
三河市骏杰印刷有限公司印刷
科学出版社发行　各地新华书店经销

*

2022 年 1 月第 一 版　开本：787×1092　1/16
2025 年 1 月第五次印刷　印张：9 1/2
字数：243 200
定价：39.80 元
（如有印装质量问题，我社负责调换）

前　言

诊断学是研究疾病诊断的基本理论、基本技能和临床思维方法的学科，也是通过详细询问病史和全面系统的体格检查及实验室检查，达到正确诊断疾病的一门科学，具有较强的实践性和应用性。因此，认真领会和掌握诊断学，熟练规范地应用临床基本技能和检查技巧，对于医学生临床思维的培养和发展意义深远。

本教材编写的目的是帮助学生通过学习系统的问诊、规范的体格检查及正确地使用实验室资料来辨别正常及异常的临床表现，并了解其临床意义，为以后学好内科学及其他临床课程奠定基础。

本教材强调理论密切联系实践，培养学生的临床实践及动手能力，并逐步培养其良好的医德医风和严肃认真的科学态度，锻炼其独立思考、综合分析和解决临床实际问题的能力。

为帮助学生更好地完成诊断学实习，我们根据高等医学院校诊断学教材及诊断学教学大纲的要求，组织有丰富教学和临床经验的教师编写本实习指导。全书包括问诊及体格检查、心电图检查、实验室检查、临床常用诊断技术四部分，文后附测试题答案。每一实习内容后均附有测试题，以方便学生复习。

学生通过实习，要达到以下几点要求。

1.掌握常见症状发生的机制，了解其临床意义。

2.掌握问诊的主要内容、方法与技巧，能独立进行系统的问诊。

3.掌握体格检查的正确方法及典型异常体征的发生机制与临床意义。

4.掌握各项试验的适应证，熟悉其正常值及临床意义，了解各项试验的原理。

5.在教学过程中，逐步学会病历的书写；在课程结束后，应具有独立书写入院病历和提出初步诊断的能力。

6.在实习中，培养学生良好的医德，体贴、关爱患者，保护患者隐私。

由于作者水平所限，教材难免存在不足之处，望读者及专家们批评指正。

徐　勇　蒲　霞

2021 年 1 月

目 录

第一部分 问诊及体格检查
实习一 模 拟 问 诊

【实习目的】

通过教师示教，学生互相模拟问诊，或标准化患者配合问诊，使学生掌握病史采集的基础知识和科学方法。

【实习目标】

1. 具有全面、系统、正确地采集病史的能力。

2. 具有良好的交流沟通能力，能够与患者、家属、医生和其他卫生专业人员等各种不同角色进行有效的沟通交流。

3. 具有严肃认真、尊重患者隐私、对患者一视同仁等职业道德。

4. 能正确地归纳并规范地书写病历。

【重点难点】

重点：问诊的主要内容和方法；病史的归纳和书写。

难点：问诊的方法及特殊情况下的问诊。

【实习方法】

由教师选择典型病例，由 2 名教师分别演绎医生、患者，再现临床实境，讲解问诊的内容，包括一般项目、主诉、现病史等九项内容。以实例讲述"主诉"的概念，即"患者的主要症状和（或）体征及其持续时间"，使学生更好地理解其两个基本要素——主要痛苦和时间。用具体病情分解"现病史七要素"——起病情况与患病时间、主要症状的特点、病因与诱因、病情的发展与演变、伴随症状及病情中的一般情况、诊治经过，增加课程的生动性和趣味性，加深学生的感性认识。学生在问诊的同时做好记录，整理问诊内容，课后书写病历（病史部分），交教师审阅、修改，教师向学生反馈病历书写出现的问题。

【实习内容】

一、问诊的概念及重要性

问诊是医生通过对患者或相关人员的系统询问获取病史资料，经过综合分析而做出临床判断的一种诊法。问诊是病史采集（history taking）的主要手段，也是医患沟通、建立良好医患关系的最重要时机。

二、问诊的内容

（一）一般项目

一般项目（general data）包括姓名、性别、年龄、籍贯、出生地、民族、婚姻、电话号码、通信地址、职业、工作单位、入院日期、记录日期、病史陈述者及可靠程度等。当病史陈述者不是本人时，应注明与患者的关系。记录年龄时应填写具体年龄，不能用"儿童"或"成人"代替，百日内婴儿问清天数，3 岁内问清月数，较大儿童问清几岁几个月。

（二）主诉

主诉（chief complaint）是患者最主要症状或体征及其持续时间，也是患者最主要的痛苦和就诊的最主要原因。主诉用一两句话概括，应简明扼要，如"反复头痛 1 年"。有多个主诉时，按时间先后顺序书写，如"发热 1 个月，咳嗽 5 天"。

（三）现病史

现病史（history of present illness）是病史中的主体部分，它记述患者患病后的全过程，即发生、发展、演变和诊治的经过。可按以下的内容和程序询问。

1. 起病情况与患病时间　起病情况对诊断有鉴别作用，如脑出血一般在激动时起病，而脑血栓常于安静时起病。有多个症状应问出不同症状的起病时间，按时间的先后顺序加以记录。

2. 主要症状的特点　主要症状是患者就诊的主要原因，应重点加以询问，包括主要症状的出现部位、性质、程度、持续时间、缓解方式等。如腹痛患者应询问腹痛的部位及疼痛的性质、程度、是否放射痛、持续的时间、缓解的方式等。

3. 病因与诱因　包括与发病有关的气候变化、饮食、环境、情绪、外伤、感染、中毒等。

4. 病情的发展与演变　指主要症状的发展变化及新症状的出现，如发热患者出现咯血、盗汗，提示可能为肺结核。

5. 伴随症状　指在主要症状的基础上出现的其他症状，可以是阳性症状，也可以是阴性症状，这些伴随症状对疾病的鉴别诊断十分重要，如发热患者伴有尿急、尿频、尿痛，提示为尿路感染。

6. 诊治经过　包括到过的医疗单位及接受的检查名称、检查结果、诊断情况、用药情况。

7. 病程中的一般情况　记录患者患病后的精神、饮食、睡眠、大小便等情况。

（四）既往史

既往史（history of past illness）包括患者既往的健康状况和过去曾经患过的疾病（包括各种传染病）、外伤手术、预防注射情况、过敏情况等，特别是与目前所患疾病有密切关系的情况，包括以下内容。

1. 既往健康情况。

2. 传染病史　有无肝炎、结核、伤寒等病史。

3. 外伤手术史　应记录发生的时间、诊治情况。

4. 预防接种史　何时接种、口服过什么疫苗。

5. 食物药物过敏史　有无青霉素、链霉素、磺胺类药物及鱼虾等食物过敏史。

6. 记录顺序　一般按年、月的先后排列。

（五）系统回顾

系统回顾（review of system）由很长的一系列直接提问组成，是最后一遍搜集的病史资料，避免问诊过程中患者或医生忽略或遗漏内容。它可以帮助医生在短时间内扼要地了解患者除现在所患疾病以外的其他各系统是否发生目前尚存或已痊愈的疾病，以及这些疾病与本次疾病之间是否存在着因果关系，包括以下内容。

1. 呼吸系统　有无咳嗽、咳痰、咯血、胸痛、呼吸困难等。

2. 循环系统　有无心悸、心前区疼痛、胸闷、气促、双下肢水肿等。

3. 泌尿系统　有无腰痛、尿频、尿急、尿痛、多尿、少尿、血尿、水肿等。

4. 血液系统　有无皮肤黏膜苍白、黄染、出血、瘀斑瘀点、肝脾大、淋巴结肿大等。

5. 内分泌及代谢系统　有无怕热、多汗、乏力、消瘦、多饮、多尿、多食、肥胖、闭经、毛发脱落、色素沉着等。

6. 消化系统　有无腹痛、腹泻、反酸、嗳气、黄疸、呕血、黑便等。

7. 神经精神系统　有无头痛、意识障碍、晕厥、抽动、瘫痪、昏迷等。

8. 肌肉骨骼系统　有无肢体麻木、疼痛、痉挛、瘫痪，有无关节疼痛、运动障碍、骨折、关节脱位等。

（六）个人史

个人史（personal history）是指与疾病有关的个人历史。具体包含以下内容。

1. 社会经历　包括出生地、居住地和居留时间（尤其是疫源地和地方病流行区）、受教育程度、经济状况和业余爱好等。

2. 职业及工作条件　包括工种、劳动环境、对工业毒物的接触情况。

3. 习惯与嗜好　起居及卫生习惯、饮食规律、烟酒嗜好、麻醉药品、毒品接触情况。

4. 冶游史　有无不洁性交及性病史。

（七）婚姻史

婚姻史（marital history）包括未婚或已婚、结婚年龄、配偶健康状况、性生活情况、夫妻关系等。

（八）月经史与生育史

月经史（menstrual history）包括月经初潮的年龄、月经周期和经期天数，经血的量和颜色，经期症状，有无痛经与白带，末次月经日期（last menstrual period，LMP），闭经日期，绝经年龄。记录格式如下。

$$初潮年龄 \dfrac{月经周期（天）}{行经期（天）} 末次月经时间或绝经年龄$$

生育史（childbearing history）包括妊娠与生育次数，人工或自然流产的次数，有无死产、手术产、围生期感染、计划生育、避孕措施（安全期、避孕药、避孕环、子宫帽、阴茎套等）等。对男性患者应询问是否患过影响生育的疾病。

（九）家族史

家族史（family history）包括询问父母、兄弟姐妹及子女的健康和疾病情况，有无与遗传有关的疾病（如血友病、高血压、糖尿病等）。对已死亡的直系亲属要问明死因与年龄。

若在几个成员或几代人中皆有同样的疾病发生，可绘出家系图显示详细情况。

三、问诊的方法与技巧

问诊的方法和技巧与获取病史信息的数量和质量有密切的关系，不仅涉及医学知识，还需要人际交流技能、仪表礼节，以及提供咨询和教育等多个方面。在不同的临床情境，也要根据情况采用相应的方法和某些技巧。

只有理论学习结合实际反复训练，才能更好地掌握问诊的方法与技巧。没有机械的、一成不变的问诊模式和方法，应根据具体情况灵活把握。当问诊进展不顺利时，设身处地换位思考，努力发现影响问诊的原因，并不断改进才能提高问诊水平。

【测试题】

一、单项选择题

1. 问诊的主体部分是

A. 主诉
B. 现病史
C. 既往史

D. 家族史
E. 婚育史

2. 下列内容不属于现病史的是

A. 起病情况与患病时间
B. 病因与诱因
C. 诊治经过

D. 习惯与嗜好
E. 伴随症状

3. 下列内容属于个人史的是

A. 职业与工作条件
B. 伴随症状
C. 主要症状的特点

D. 病程中的一般情况
E. 绝经年龄

4. 下列内容属于既往史的是

A. 诊治经过
B. 预防注射
C. 吸烟饮酒史

D. 月经史
E. 冶游史

5. 下列不需要问家族史的是

A. 父母
B. 兄弟姐妹
C. 子女

D. 夫妻
E. 祖父母

6. 下列内容不属于一般项目的是

A. 姓名、性别
B. 年龄、籍贯
C. 出生地、住址

D. 习惯、嗜好
E. 民族、婚姻

7. 月经史与生育史须包括

A. 初潮年龄
B. 末次月经时间
C. 妊娠与生育次数

D. 月经周期
E. 以上均是

8. 婚姻史须包括

A. 是否婚配
B. 结婚年龄
C. 夫妻关系

D. 配偶健康状况
E. 以上均是

9. 下列哪项属于系统回顾问诊的目的

A. 避免遗漏内容
B. 完善现病史或既往史

C. 便于医生排查其他疾病
D. 便于医生判断与本次疾病有无因果关系

E. 以上均是

10.诊治经过应包括患者此次就诊前的

A. 检查   B. 治疗措施   C. 诊断

D. 疗效   E. 以上均是

二、填空题

问诊的内容包括（   ）、（   ）、（   ）、（   ）、（   ）、（   ）、（   ）、（   ）、（   ）。

三、简答题

现病史包括哪些内容？

（徐 勇 胡跃宣）

实习二 一般检查

教学视频

【实习目的】

通过教师示教一般检查的内容,学生互相练习,使学生掌握一般检查方法及异常体征。

【实习目标】

1. 理论和实践相结合,在实践中掌握一般检查的内容和方法,提高学生的操作能力。

2. 具有良好的交流沟通能力,能够与患者、家属、医生和其他卫生专业人员等进行有效的交流。

3. 具有严肃认真、尊重患者隐私、对患者一视同仁等职业道德。

【重点难点】

重点：血压的测量、淋巴结的检查方法和顺序。

难点：淋巴结的检查方法和顺序。

【实习方法】

由教师选择一名男性同学模拟患者,教师边口述边示教。示教结束由学生互相练习后,教师进行课堂考核并观察纠正,指出不足。学生在练习的同时做好记录,整理检查内容,课后书写病历(一般检查部分),交教师审阅、修改,教师向学生反馈病历书写出现的问题。

【实习内容】

一、全身状态检查

（一）体温、呼吸、脉搏和血压

1.体温测量

（1）方法

1）口测法：见《诊断学》（第9版）第二章第一节全身状态检查。

2）肛测法：见《诊断学》（第9版）第二章第一节全身状态检查。

3）腋测法：取一体温计，于测量体温前将水银面调节至35℃以下，将体温计的头端紧密夹于腋窝内，10分钟后读数。

（2）注意事项

1）测体温前患者应保持安静，最好卧床。

2）用干毛巾或吸水纸擦干腋窝，使腋窝处的皮肤保持干燥。

3）体温计附近勿置冷热源。

4）患者处于危重状态而不能合作时，最好采用肛测法。

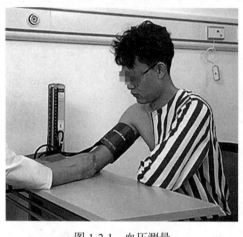

图 1-2-1　血压测量

2. 血压

（1）方法：有以下两种。① 直接测量法：可经皮穿刺将导管由周围动脉送至主动脉，导管末端接监护测压系统，自动显示血压值。② 间接测量法，即袖带加压法：以血压计测量。

血压计测量的具体方法及注意事项如下。

1）30分钟内禁烟、禁咖啡，安静环境下休息至少5分钟。取仰卧位或坐位，被测上肢（一般为右上肢）裸露并轻度外展，肘部置于心脏同一水平。将气袖均匀紧贴皮肤缠于上臂，使其下缘在肘窝以上2～3cm，气袖中央位于肱动脉表面（图 1-2-1）。

2）检查者先于肘窝处触及肱动脉搏动，再将听诊器体件置于患者肘窝处肱动脉上，轻压听诊器体件使其与皮肤密切接触，不可与袖带接触，更不可塞在袖带下面。

3）向袖带内充气，边充气边听诊，待肱动脉搏动消失，再将汞柱升高约30mmHg后，开始缓慢放气（2～6mmHg/s），双眼随汞柱下降，平视汞柱平面，根据听诊结果读出血压值。按 Korotkoff 分期法，首先听到的响亮拍击声（第1期）代表收缩压，随后这些声音被柔和吹风样杂音所代替成为第2期，在第3期当压力进一步降低而动脉血流量增加后，拍击声重新出现，然后音调突然变得沉闷为第4期，最终声音消失即达第5期。第5期声音消失前的血压值即舒张压。

（2）血压标准

正常血压：＜ 120/80mmHg。

正常高限：120 ～ 139/80 ～ 89mmHg。

高血压1级：140 ～ 159/90 ～ 99mmHg。

高血压2级：160 ～ 179/100 ～ 109mmHg。

高血压3级：≥ 180/110mmHg。

（3）注意：血压至少应测量2次，间隔1～2分钟；如收缩压或舒张压2次读数相差5mmHg以上，应再次测量，以3次读数的平均值作为测量结果。

3. 呼吸、脉搏的测定　呼吸的测定见本部分实习七的相关内容，脉搏的测定见本部分实习四的相关内容。

（二）发育、体型、营养状态

1.发育　一般以年龄、智力、身高与体重的关系以及躯干、四肢生长比例是否匀称来衡量。

常见的异常发育有：巨人症、垂体性侏儒、先天性甲状腺功能减退症（呆小病）、佝偻病。

2. 体型　常见体型有无力型、正力型、超力型。

3. 营养状态　确定营养状态必须以皮肤、毛发、皮下脂肪及肌肉等的情况综合判断，不能单纯以肥瘦为标准。皮下脂肪充实程度的观察常选择前臂屈侧或上臂背侧下 1/3 处。营养状态异常包括营养不良和营养过度。

（三）意识状态

正常人意识清楚，疾病可引起意识变化，如嗜睡、意识模糊、谵妄、昏睡及昏迷。

（四）语调与语态

语调指言语过程中的音调，语态指言语过程中的节奏。某些口腔或鼻腔病变（如扁桃体周围脓肿、舌部溃疡、舌体肥大、肿瘤等）均可引起语调、语态的改变。

（五）面容与表情

面容是指面部呈现的状态。表情是指面部或姿态上思想情感的表现。正常人面色红润，表情自如。异常面容包括急性病容、慢性病容、安静、痛苦、兴奋、恐惧、忧虑、不安以及某些疾病引起的特殊面容。

（六）体位

体位是指身体所处的状态。正常人呈自主体位。常见的异常体位如被动或强迫体位。

（七）步态与姿势

姿势是指举止的状态，步态是指走动时所表现的姿势。正常人躯干端正，肢体活动灵活。常见的典型异常步态有：蹒跚步态、醉酒步态、共济失调步态、慌张步态、跨阈步态、剪刀步态、间歇性跛行等。

二、皮　　肤

1. 颜色　与毛细血管的分布、血液的充盈度、色素量的多少、皮下脂肪的厚薄有关。异常表现包括苍白、潮红、黄染、发绀、色素沉着或脱失。

2. 温度与湿度　局部血液循环加快、代谢加强可使皮温升高。皮肤湿度与皮肤的排泄功能有关，各种病理状态下可出现出汗增多或无汗。

3. 弹性　检查部位应以手背或上臂内侧皮肤为准。检查方法：检查者以左手握住患者的右腕，将其上臂轻度外展，右手拇指与示指捏起患者上臂内侧肘上 3～4cm 处皮肤，片刻后松手，正常时皮褶恢复迅速，弹性差时，则皮褶恢复缓慢。

4. 皮疹　注意皮疹的形状、大小、颜色、压之是否褪色、平坦或隆起、范围及分布情况，皮疹种类很多，常见的有斑疹、丘疹、斑丘疹、疱疹、荨麻疹、玫瑰疹等。

5. 观察皮肤的其他情况　注意皮肤有无脱屑与溃疡，有无皮下结节，有无皮下出血，有无蜘蛛痣，有无肝掌及毛细血管扩张，有无水肿、瘢痕及皮纹，观察毛发的分布情况。

三、全身浅表淋巴结

1. 淋巴结检查的内容及顺序　头颈部淋巴结检查的顺序依次是耳前、耳后、枕部、颌下、颏下、颈前、颈后、锁骨上窝。上肢群淋巴结的检查顺序依次是腋窝淋巴结（按照尖群、中央群、胸肌群、肩胛下群和外侧群的顺序进行）、滑车上淋巴结。下肢淋巴结的检查顺序是腹股沟淋巴结（先查上群后查下群）、腘窝淋巴结。

2. 淋巴结检查的方法　检查方法包括视诊和触诊，视诊注意观察局部皮肤是否隆起，有无红肿、瘢痕、瘘管等。触诊时以示、中、环三指依次由浅入深滑动触诊。

（1）头颈部淋巴结检查：按照检查顺序依次检查，注意检查时使被检查处皮肤和肌肉尽量松弛（头稍低，偏向检查侧）以便检查。

（2）上肢淋巴结检查

1）腋窝淋巴结检查：一般先检查左侧，后检查右侧。检查者以右手查患者左腋，左手查患者右腋。检查左腋窝时，检查者左手握住患者左腕，将其左前臂外展45°，检察者右手指掌面贴近患者胸壁向上逐渐达腋窝顶部，按照顺序依次进行滑动触诊腋窝顶、前、内、后、外，注意检查腋窝前壁时，应在胸大肌深面仔细触摸。检查腋窝后壁时，应在腋窝后壁肌群深面触摸（图1-2-2）。

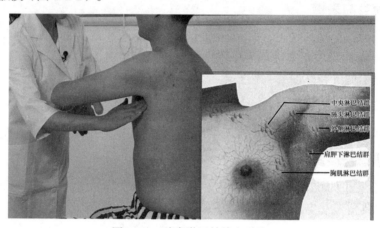

图 1-2-2　腋窝淋巴结检查手法

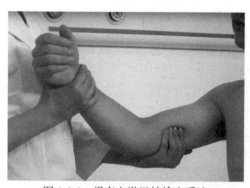

图 1-2-3　滑车上淋巴结检查手法

2）滑车上淋巴结检查：检查右侧滑车上淋巴结时，检查者右手握住患者右手腕抬至胸前。检查者左手掌向上，小指抵在患者肱骨内上髁，环指、中指、示指在患者肱二头肌与肱三头肌的肌间沟中纵行、横行滑动触摸，以发现肿大的滑车上淋巴结。同理检查左侧。注意淋巴结肿大的部位、数目、大小、硬度、压痛、活动度，与周围组织有无粘连（图1-2-3）。

（3）下肢淋巴结检查

1）腹股沟淋巴结：先检查上群（水平组），位于腹股沟韧带下方、与韧带平行分布；再检查下群（垂直组），位于大隐静脉上端，沿静脉走向排列。

2）腘窝淋巴结：位于小隐静脉与腘静脉的汇合处。

3. 淋巴结肿大的原因

（1）局限性淋巴结肿大见于非特异性淋巴结炎、淋巴结结核、恶性肿瘤淋巴结转移等。

（2）全身性淋巴结肿大见于急、慢性淋巴结炎，传染性单核细胞增多症，淋巴瘤，各型急、慢性白血病。

【测试题】

一、选择题

（一）单项选择题

1. 生命体征不包括

A. 体温　　　　B. 脉搏　　　　C. 呼吸　　　　D. 血压　　　　E. 意识状态

2. 测量血压时袖带的正确位置是

A. 袖带上缘距肘窝横纹 2 ～ 3cm

B. 袖带下缘距肘窝横纹 2 ～ 3cm

C. 袖带上缘置于肘窝横纹处

D. 袖带下缘置于肘窝横纹处

E. 袖带中点置于肘窝横纹处

3. 关于血压测量，不正确的描述是

A. 临床一般采用间接测量法

B. 汞柱式、弹簧式和电子血压计均可应用

C. 被测者采取坐位或仰卧位均可

D. 被测上肢肘部应与心脏同一水平

E. 血压应测量至少 3 ～ 5 次

4. 关于血压测量，描述正确的是

A. 正常人听到的收缩压数值后均有听诊间歇

B. 声音变调时的数值为舒张压

C. 声音消失时的数值为舒张压

D. 可将听诊器体件塞于袖带内

E. 正常人上肢血压较下肢高

5. 关于体温测量的表述，不正确的是

A. 测量体温的常规方法有腋测法、口测法和肛测法

B. 测量时间均为 5 分钟

C. 腋测法：正常值为 36 ～ 37℃

D. 口测法：正常值为 36.3 ～ 37.2℃

E. 肛测法：正常值为 36.5 ～ 37.7℃

6. 关于脉搏的表述，不正确的是

A. 检查脉搏主要用触诊

B. 检查时可选择桡动脉、肱动脉、颈动脉、股动脉及足背动脉等

C. 检查时只需触诊单侧脉搏情况

D. 注意脉率、脉律、紧张度和动脉壁弹性、强弱和脉波

E. 正常成人脉率安静状态下为 60 ～ 100 次 / 分，节律整齐

7. 关于呼吸的表述，不正确的是

A. 观察呼吸运动的频率和节律

B. 女性患者以腹式呼吸为主，观察腹壁的起伏

C. 男性患者和儿童以腹式呼吸为主，观察腹壁的起伏

D. 在平静呼吸下计数频率

E. 正常成人静息状态下，呼吸为 12 ～ 20 次 / 分，节律整齐

8. 关于表浅淋巴结检查的表述，不正确的是

A. 正常情况下，淋巴结较小，直径多在 0.2 ～ 0.5cm

B. 正常情况下的淋巴结质地柔软，表面光滑，与毗邻组织无粘连，不易触及，亦无压痛

C. 表浅淋巴结检查采用滑动触诊法

D. 可根据自己的习惯选择触诊顺序

E. 若触及淋巴结肿大，需要描述其部位、大小、数目、硬度、压痛、活动度、有无粘连，

局部皮肤有无红肿、瘢痕和瘘管等

9. 腋窝淋巴结触诊顺序正确的是

A. 腋尖淋巴结群、中央群、胸肌群、肩胛群、外侧群

B. 腋尖淋巴结群、外侧群、中央群、胸肌群、肩胛群

C. 中央群、腋尖淋巴结群、胸肌群、肩胛群、外侧群

D. 胸肌群、腋尖淋巴结群、中央群、肩胛群、外侧群

E. 腋尖淋巴结群、中央群、外侧群、胸肌群、肩胛群

10. 头颈部淋巴结触诊顺序正确的是

A. 耳前、耳后、颌下、颏下、枕、颈前、颈后、锁骨上

B. 耳前、耳后、枕、颌下、颏下、颈后、颈前、锁骨上

C. 耳前、耳后、颈前、颈后、枕、颌下、颏下、锁骨上

D. 耳前、耳后、枕、颌下、颏下、颈前、颈后、锁骨上

E. 耳前、耳后、锁骨上、枕、颌下、颏下、颈前、颈后

（二）多项选择题

11. 血压测量前应做到

A. 30 分钟内禁烟、禁酒、禁咖啡、排空膀胱

B. 安静环境下在有靠背的椅子上安静休息至少 5 分钟

C. 空腹 8 小时

D. 避免情绪激动

E. 不可剧烈运动

12. 上肢和下肢淋巴结的触诊顺序是

A. 上肢先触诊滑车淋巴结，再触诊腋窝淋巴结

B. 上肢先触诊腋窝淋巴结，再触诊滑车淋巴结

C. 下肢先触诊腘窝淋巴结，再触诊腹股沟淋巴结

D. 下肢先触诊腹股沟淋巴结，再触诊腘窝淋巴结

E. 只要不遗漏，触诊顺序可以随机

二、填空题

1. 生命体征是评价（　　）及其指标（　　），包括体温、脉搏、呼吸和血压。

2. 体温腋测法需要首先调节水银柱至（　　），并确认腋窝处无（　　）物品。

3. 血压至少测量（　　）次，间隔（　　）分钟，如收缩压或舒张压 2 次读数相差（　　）以上，应再次测量，以 3 次读数的平均值作为测量结果。

三、简答题

若触及淋巴结肿大，需要描述什么？可以考虑一些什么病因？

（蒲　霞　黎秋晗）

实习三　头颈部检查

【实习目的】

教学视频

通过教师示教头颈部检查的内容，学生互相练习，使学生掌握头颈部检查的方法

及异常体征。

【实习目标】

1. 理论和实践相融合,在实践中掌握头颈部检查的内容和方法,提高学生的操作能力。

2. 具有良好的交流沟通能力,能够与患者、家属、医生和其他卫生专业人员等进行有效的交流。

3. 具有严肃认真、尊重患者隐私、对患者一视同仁等职业道德。

【重点难点】

重点:甲状腺功能亢进症(甲亢)眼征、瞳孔、扁桃体、甲状腺、气管的检查方法。

难点:甲状腺检查方法和肿大分度。

【实习方法】

由教师选择一名男性同学模拟患者,教师边口述边示教。示教结束由学生互相练习后,教师进行课堂考核并观察纠正,指出不足。学生在练习的同时做好记录,整理检查内容,课后书写病历(头颈部检查部分),交教师审阅、修改,教师向学生反馈病历书写出现的问题。

【实习内容】

一、头部检查

1. 头颅 观察头颅大小,有无畸形、压痛、肿块、结节、不自主的颤动。常见的头颅异常有:小颅、尖颅、巨颅、长颅。

2. 颜面 观察面骨有无异常、面肌有无麻痹、颞动脉有无弯曲。

3. 头部器官

(1)眼

1)眉毛:观察有无脱落或异常稀疏。

2)眼睑:观察有无下垂、闭合障碍、内翻、外翻、倒睫、水肿。

3)结膜:先检查球结膜,继之下睑结膜、下穹窿结膜、上睑结膜、上穹窿结膜。

检查下睑结膜时,检查者用右手拇指将患者下睑边缘向下牵引,同时嘱患者向上看,下睑结膜即可露出(图1-3-1)。检查上睑结膜时,检查者用右手示指和拇指捏住患者上眼睑中1/3交界处边缘,嘱患者朝下看,同时迅速用示指将患者上眼睑轻轻下压,用拇指将患者上睑皮肤向上捻卷,即可露出上睑结膜,检查完毕,嘱患者向上看,眼睑即可复位(图1-3-2)。观察睑结膜、穹窿结膜、球结膜三部分,注意有无充血、水肿、苍白、滤泡、出血点、瘢痕等。

4)巩膜:正常呈不透明瓷白色。观察巩膜颜色时,应在自然光线下进行,注意有无黄染(见于食物性黄染和肝、胆疾病性黄染)。

5)角膜:检查其透明度,注意有无云翳、白斑、溃疡、瘢痕、老年环等。

6)眼球:注意观察眼球的外形和运动,观察有无突出、下陷、运动、震颤。

眼球运动的检查方法:嘱患者头部固定不动,检查者伸右臂,竖示指,距患者眼前40cm左右,嘱患者注视手指按以下顺序移动:水平向左→左上→左下→水平向右→右上→

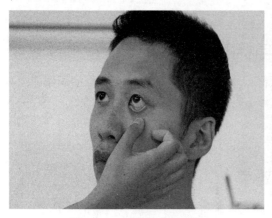

图 1-3-1　下睑结膜的检查

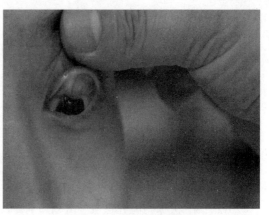

图 1-3-2　上睑结膜的检查

右下，共六个方向。检查时注意观察眼球转动的幅度、灵活性，两眼是否同步，有无眼球震颤、斜视、复视等。

甲亢眼征表现如下。① 眼球突出：双眼球突出见于甲亢；② von Graefe 征：眼球下转时上眼睑不能相应下垂；③ Stellwag 征：瞬目（即眨眼）减少；④ Mobius 征：集合运动减弱，即目标由远处逐渐移近眼球时，两侧眼球不能适度内聚；⑤ Joffroy 征：上视时无额纹出现。

7）虹膜：观察其纹理、颜色。

8）瞳孔：观察位置、形状、大小、双侧是否等圆等大、对光反射、集合反射。

瞳孔对光反射：患者取坐位，室内光线充足，先使其向远方平视，将光源从颞侧进入，直接照射瞳孔，并观察其动态反应，光源照射时瞳孔迅速缩小，移开光源瞳孔迅速恢复，称为直接对光反射，同理检查对侧（图 1-3-3）。检查者再用左手隔开患者两眼，当光源照射其一侧瞳孔时，可观察到其对侧瞳孔缩小，移开光源瞳孔扩大，此为间接对光反射，同理检查对侧（图 1-3-4）。

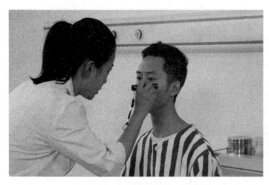

图 1-3-3　直接对光反射

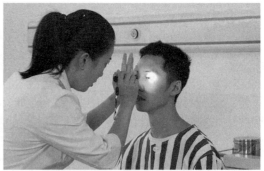

图 1-3-4　间接对光反射

集合反射：嘱患者注视 1 米以外的目标（通常是检查者的示指尖），将目标由远到近逐渐移近眼球（距眼球 5 ~ 10cm），正常人此时可见双眼内聚、瞳孔缩小，称为集合反射（图 1-3-5）。由于视物由远至近，会同时伴有晶状体的调节，将双眼内聚、瞳孔缩小和晶状体调节三者统称为近反射。

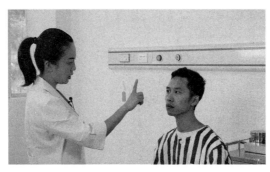

图 1-3-5 集合反射

9）视力：近视、远视、复视。

（2）耳：检查耳廓（外形、大小、位置和对称性）、外耳道（皮肤情况、通畅情况）、分泌物、乳突压痛、听力等。

（3）鼻：观察外形，检查有无畸形、出血、分泌物、阻塞、鼻中隔偏曲或穿孔，鼻旁窦压痛。鼻窦检查顺序：双侧额窦、筛窦、上颌窦，按压的同时询问有无压痛并比较双侧压痛有无区别。

1）额窦：检查者双手置于患者两侧颞部，双手拇指分别置于患者左右眼眶上缘内侧，用力向后上按压（图 1-3-6）。检查者用中指叩击该区，询问患者有无叩痛。

2）筛窦：检查者双手置于患者颞部、耳廓部，双手拇指分别置于患者鼻根部与眼内角之间向内后上方按压（图 1-3-7）。

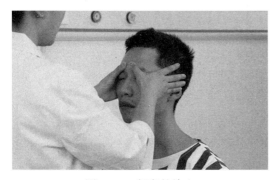

图 1-3-6 额窦的检查

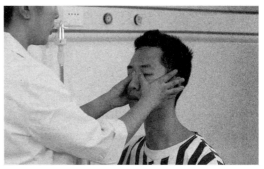

图 1-3-7 筛窦的检查

3）上颌窦：检查者双手置于患者两侧耳后，双手拇指分别于其左右颧部向后按压（图 1-3-8）。检查者用中指叩击该区，询问患者有无叩痛。

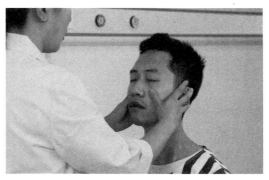

图 1-3-8 上颌窦检查

4）蝶窦：因解剖位置较深，不能在体表进行检查。

（4）口腔

1）唇：健康人口唇红润、有光泽，注意观察有无苍白、发绀、疱疹、皲裂、口角糜烂。

2）口腔黏膜：正常口腔黏膜呈粉红色，观察有无色素沉着、出血点、溃疡。

3）牙齿：注意其光泽、排列情况、数目、缺牙、龋齿、义齿。

4）牙龈：正常人的牙龈呈粉红色，质坚韧，与牙颈部紧密贴合。注意有无红肿、出血、溢脓、色素沉着、铅线。

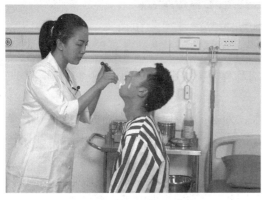

图 1-3-9　扁桃体的检查

5）舌：注意舌的运动、感觉及形态情况。观察舌质、舌苔、舌乳头，有无震颤、溃疡等，伸舌有无偏斜。

6）咽部及扁桃体：嘱患者头略后仰，面向光源，张口发"啊"音，然后用压舌板于患者舌的前 2/3 与后 1/3 交界处迅速下压，此时，软腭上抬，即可见到咽腭弓、舌腭弓、软腭、腭垂、扁桃体及咽后壁（图 1-3-9）。注意咽部有无充血、滤泡增多、分泌物异常等，扁桃体有无肿大、充血、分泌物增多等。扁桃体肿大可分为三度：扁桃体不超过咽腭弓者为Ⅰ度；超过咽腭弓但在咽后壁中线以内为Ⅱ度；肿大的扁桃体达到或超过咽后壁中线者为Ⅲ度。

7）腮腺：有无肿大、压痛，导管口处有无充血、分泌物等。

二、颈 部 检 查

1. 正常人的颈部直立，两侧对称，转动自如。注意有无斜颈、瘢痕、运动障碍。

2. 颈部软组织有无包块、淋巴结有无增大。

3. 颈部血管　注意颈动脉搏动是否较正常明显。颈静脉搏动可见于三尖瓣关闭不全。颈静脉充盈或怒张：正常人在坐位时颈静脉不明显；平卧位时，充盈度仅限于锁骨上缘至下颌角距离的下 2/3 以内，如坐位时颈静脉明显充盈，或卧位时充盈度超过正常水平，即称为颈静脉怒张。

4. 甲状腺检查　正常人甲状腺表面光滑、柔软不易触及。甲状腺检查包括视诊、触诊和听诊。

（1）视诊：观查甲状腺大小是否对称。正常人甲状腺外观不突出，应嘱患者双手放于枕后，头向后仰，做吞咽动作，如甲状腺肿大至可见者，此时则可见甲状腺随吞咽而上下移动（图 1-3-10）。

（2）触诊：包括甲状腺峡部和甲状腺侧叶的检查。

1）甲状腺峡部：位于环状软骨下方第 2～4 气管环前面。检查者站于患者前面或

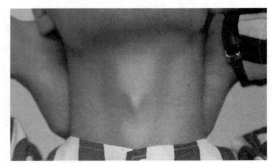

图 1-3-10　甲状腺视诊

后面，用拇指或示指从患者胸骨上切迹向上触摸，嘱患者吞咽，感受是否有软组织在手指下滑动，判断有无增厚，以此确定甲状腺有无肿大（图1-3-11）。

2）甲状腺侧叶

前面触诊：检查者用拇指施压于患者一侧甲状软骨，将气管推向对侧，另一手示、中指在对侧胸锁乳突肌后缘向前推挤甲状腺侧叶，拇指在胸锁乳突肌前缘触诊，嘱患者

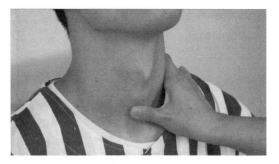

图1-3-11 甲状腺峡部触诊

配合做吞咽动作，重复检查可触及肿大的甲状腺。同理检查对侧（图1-3-12）。

后面触诊：检查者用示、中指施压于一侧甲状软骨，将气管推向对侧，拇指在对侧胸锁乳突肌后缘向前推挤甲状腺，示、中指及环指在其前缘触诊甲状腺。嘱患者配合做吞咽动作。重复检查，同理检查对侧（图1-3-13）。

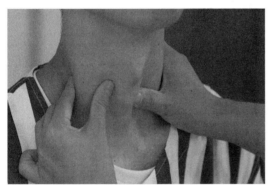

图1-3-12 甲状腺侧叶前面触诊

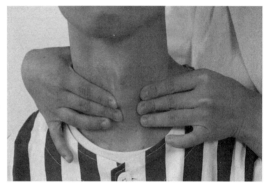

图1-3-13 甲状腺侧叶后面触诊

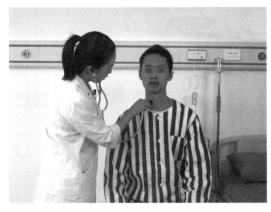

图1-3-14 甲状腺听诊

（3）听诊：将钟形体件置于肿大的甲状腺上（重点为两侧的上、下极）进行听诊，注意有无连续性静脉"嗡鸣"样血管音，可辅助诊断甲状腺功能亢进。若听到收缩期动脉杂音，则提示弥漫性甲状腺肿伴功能亢进（图1-3-14）。

检查时需注意甲状腺有无肿大，肿大程度，硬度，是否对称，表面情况（平滑或结节），有无压痛、震颤、血管杂音，与吞咽动作的关系。甲状腺肿大可分为三度：不能看见肿大但能触及者为Ⅰ度；能看见肿大又能触及，但在胸锁乳突肌以内者为Ⅱ度；超过胸锁乳突肌外缘者为Ⅲ度。引起甲状腺肿大的常见疾病有：甲亢、单纯性甲状腺肿、甲状腺癌、慢性淋巴细胞性甲状腺炎、甲状旁腺腺瘤。

5.气管检查 正常人气管位于颈前正中。让患者取坐位或者仰卧位，使颈部处于自然直立状态，检查者将示指及环指分别置于其两侧胸锁关节上，中指触摸气管。若中指恰在示指与环指中间，则气管居中。若中指偏向一侧，说明气管有偏移（图1-3-15）。大

量胸腔积液、积气及纵隔肿瘤等可将气管推向健侧，而肺不张、肺硬化、胸膜粘连可将气管拉向患侧。

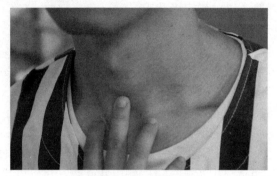

图 1-3-15　气管的检查

【测试题】

一、选择题

（一）单项选择题

1. 蝶窦的物理检查方法为

A. 紧压双眼内眦处　　　　　　B. 压按两眉之间

C. 深压眼眶上缘内侧　　　　　D. 拇指置于左右颧部向后按压

E. 以上都不是

2. 正常瞳孔描述的内容是

A. 瞳孔大小、形状，双侧是否等大、等圆，对光反射，调节反射

B. 瞳孔大小、形状，双侧是否等大、等圆

C. 瞳孔对光反射，调节反射

D. 在自然光线下看瞳孔的大小、形状，双侧是否等大、等圆

E. 以上描述均可以

3. 哪种体位时颈外静脉充盈度超过正常水平，称为颈静脉怒张

A. 10° 的半卧位　　　　　B. 25° 的半卧位　　　　　C. 30° 的半卧位

D. 45° 的半卧位　　　　　E. 55° 的半卧位

4. 正常人平卧时，颈外静脉在锁骨上缘至下颌角间的充盈水平在

A. 不显露　　　　　B. 下 2/3 以内　　　　　C. 下 1/2 以内

D. 下 1/3 以内　　　　　E. 以上都不对

5. 肝颈静脉回流征阳性提示有

A. 腹水　　　　　B. 左心功能不全　　　　　C. 右心功能不全

D. 胆囊炎、胆石症　　　　　E. 肝硬化

6. 检查扁桃体发现已超过咽腭弓，未接近咽后壁中线，应为

A. 0 度　　　B. Ⅰ度　　　C. Ⅱ度　　　D. Ⅲ度　　　E. 无法判断

7. 甲状腺肿大分为三度，Ⅲ度指

A. 不能看到仅能触及　　　　　B. 能看到又能触及　　　　　C. 超过胸锁乳突肌外缘

D. 甲状腺上有结节　　　　　E. 甲状腺肿大有脓性分泌物

8.甲亢者甲状腺多有血管杂音，其性质为

A.与脉搏一致的收缩期"咚咚"音

B.与脉搏不一致的血管跳动音

C.收缩期、舒张期均可听到的血管"营营"声

D.收缩期，低调连续的静脉"嗡鸣"声

E.以上都可以

9.气管移位不常见于以下哪些疾病

A.肺不张　　　　　　　　　B.肺纤维化　　　　　　　　C.胸腔积液

D.胸膜粘连　　　　　　　　E.气胸

（二）多项选择题

10.气管偏向健侧可见于

A.大量胸腔积液　　　　　　B.胸腔积气　　　　　　　　C.纵隔肿瘤

D.肺不张　　　　　　　　　E.单侧甲状腺肿大

二、填空题

1.正常人立位或者坐位时颈外静脉不显露，平卧位可稍见充盈，颈外静脉在锁骨上缘至下颌角间的充盈水平仅限于锁骨上缘至下颌角距离的下（　　　　）。

2.甲状腺听诊闻及收缩期动脉杂音常见于（　　　　）。

3.气管偏向患侧常见于（　　　　）、（　　　　）、（　　　　）。

三、简答题

甲状腺肿大常见的疾病有哪些?

（徐　勇　黎秋晗）

实习四　心脏、血管检查

教学视频

【实习目的】

通过教师示教，学生互相模拟检查，或标准化患者配合检查，使学生掌握心脏、血管检查的基础知识和正确的检查方法。

【实习目标】

1.具有全面、系统、正确地检查心脏及血管的能力。

2.具有良好的交流沟通能力，能够与患者、家属、医生和其他卫生专业人员等进行有效的交流。

3.具有严肃认真、尊重患者隐私、对患者一视同仁等职业道德。

【重点难点】

重点：心脏的检查、周围血管征的检查。

难点：心脏叩诊检查及相对浊音界改变的临床意义。

【实习方法】

由教师选择一名男性同学模拟患者，教师边口述边示教。示教结束由学生互相练习后，教师进行课堂考核并观察纠正，指出不足。学生在练习的同时做好记录，整理检查内容，课后书写本节课内容病历，交教师审阅、修改，教师向学生反馈病历书写出现的问题。

【实习内容】

一、心脏检查

在进行心脏检查时，选择安静、光线充足的环境，患者多取卧位，医生采取视诊、触诊、叩诊、听诊的检查方法依次进行，同时注意是否存在异常体征。

（一）心脏视诊

心脏视诊有平视和俯视两种（图1-4-1，图1-4-2）。

1. 观察胸廓外形，有无鸡胸、漏斗胸，心前区是否隆起或凹陷。

2. 观察心尖冲动最强点的位置、强度、范围、节律。

3. 心前区其他部位有无搏动。

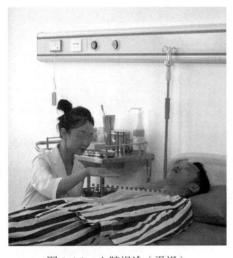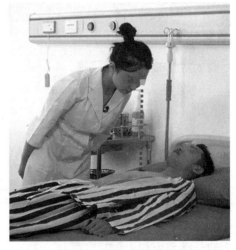

图1-4-1　心脏视诊（平视）　　　　图1-4-2　心脏视诊（俯视）

（二）心脏触诊

触诊内容

（1）心尖冲动及心前区搏动：检查者用右手全手掌置于患者心前区，然后缩小到小鱼际肌部或示指、中指、环指指腹并拢触诊，必要时可以单指指腹进行触诊。注意心尖冲动的位置及范围、强度，有无抬举性搏动，同时注意心前区其他部位有无搏动。

（2）震颤：检查者用右手手掌尺侧（小鱼际）于患者心脏各瓣膜区依次进行触诊（图1-4-3）。发现震颤时确定其部位以及源于心动周期的时相，确定其代表的临床意义。

（3）心包摩擦感：患者可取坐位，检查者在其心前区或胸骨左缘第3、4肋间用全手掌或小鱼际触及是否存在心包摩擦感，当触及摩擦感时需嘱患者屏住呼吸再次触诊，若患者屏住呼吸后摩擦感消失，则为胸膜摩擦感。患者屏住呼吸后摩擦感仍然存在，为心包摩擦感。必要时可嘱患者取前倾体位，于呼气末进行触诊更为明显（图1-4-4）。

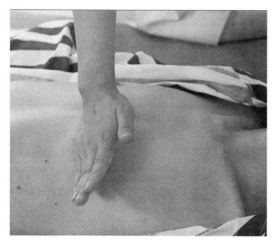

图 1-4-3 心脏震颤触诊

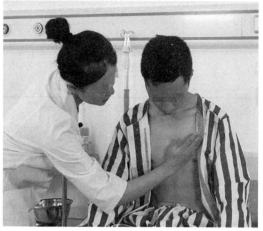

图 1-4-4 心包摩擦感（坐位）

（三）叩诊

1. 间接叩诊法 患者仰卧时，检查者左手中指放在其肋间隙作为叩诊板指，与其肋间平行（图1-4-5）。患者取坐位时，检查者左手叩诊板指与其肋间垂直。左侧的心浊音界一般用轻叩，右侧的心浊音界一般稍重一点叩诊，每次叩诊时板指移动距离不宜过大，一般不超过0.5cm，当听及声音由清变浊时，即为心脏浊音界，可往返叩诊几次以确认。

2. 叩诊顺序 先叩诊左界，再叩诊右界。沿肋间隙从下向上、从外向内的顺序进行叩诊。

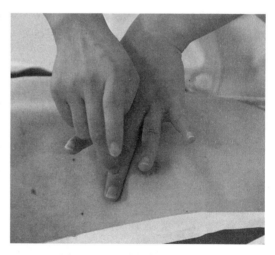

图 1-4-5 心脏浊音界间接叩诊

（1）左界心脏叩诊：从心尖冲动外2～3cm处或腋前线开始，由外向内叩击，当声音由清音变为浊音时即为该处心脏左缘，进行标记。如此向上逐一肋间进行叩诊，直至叩诊到第2肋间隙。连接各标记点，即呈现心脏左缘的形态，并测量各点与前正中线的垂直距离（以厘米表示）。

（2）右界心脏叩诊：先叩出右锁骨中线上肝脏相对浊音界（肝上界）后，在其上一个肋间，沿肋间隙由外向内叩诊。当声音由清音变浊音时即为该处心脏右缘，进行标记。如此向上逐一肋间进行叩诊，直至叩诊到第2肋间隙。连接各标记点，即呈现心脏右缘的形态，并测量各点与前正中线的垂直距离（以厘米表示）。

（3）测定左锁骨中线到前正中线的距离，一般为8～10cm。

3. 正常心脏相对浊音界   见表 1-4-1。

表 1-4-1   正常心脏相对浊音界

右（cm）	肋间	左（cm）
2～3	第 2 肋间	2～3
2～3	第 3 肋间	3.5～4.5
3～4	第 4 肋间	5～6
	第 5 肋间	7～9

注：左锁骨中线距前正中线距离为 8～10cm。

4. 心浊音界改变

（1）心脏自身因素：如主动脉瓣关闭不全，左心室增大，心界似靴形；扩张型心肌病左右心室增大，称普大心；二尖瓣狭窄时左心房增大或合并肺动脉段扩大，心界如梨形；心包积液时，心浊音界两侧增大，坐位时心界呈三角形烧瓶样。

（2）胸腹病变：如大量胸腔积液或积气、肺实变、肺肿瘤或纵隔淋巴结肿大、肺气肿、大量腹水或腹腔巨大肿瘤可导致心浊音界改变。

（四）听诊

1. 听诊方法   患者充分暴露心前区，可取坐位或仰卧位。疑有二尖瓣狭窄的患者，可嘱其左侧卧位以便于听诊杂音；对疑有主动脉瓣关闭不全的患者宜采取上半身前倾坐位以更易于听诊杂音。

注意听取低音调的杂音，如二尖瓣狭窄的隆隆样舒张期杂音，应该用钟形体件；听取高音调的杂音，如主动脉瓣关闭不全的舒张期杂音，应该用膜型体件。

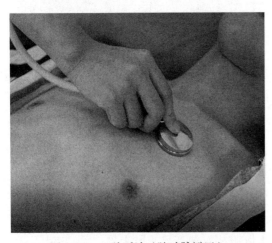

图 1-4-6   心脏听诊（肺动脉瓣区）

2. 五个心脏瓣膜区听诊部位

二尖瓣听诊区，即心尖区：一般位于左侧第 5 肋间锁骨中线稍内侧。

肺动脉瓣听诊区（图 1-4-6）：胸骨左缘第 2 肋间隙。

主动脉瓣听诊区：胸骨右缘第 2 肋间隙。

主动脉瓣第二听诊区：胸骨左缘第 3 肋间隙。

三尖瓣听诊区：胸骨体下端左缘，即胸骨左缘第 4、5 肋间隙。

需要指出的是，以上听诊区均是在心脏结构和位置正常的情况下设定的，当心脏疾病致心脏位置和结构发生变化时，需根据心脏结构改变的特点和血流的方向，适当移动听诊部位和听诊范围进行听诊。

3. 听诊顺序   规范的听诊顺序是按二尖瓣听诊区、肺动脉瓣听诊区、主动脉瓣听诊区、主动脉瓣第二听诊区、三尖瓣听诊区逆时针方向依次听诊。一般二尖瓣听诊区听诊时间不小于 30 秒。

4. 听诊内容   包括心率、心律、心音、额外心音、瓣膜杂音及心包摩擦音等。

【测试题】

一、选择题

（一）单项选择题

1. 正常成人心尖冲动位于第 5 肋间隙

A. 左锁骨中线外 0.5 ～ 1.0cm   B. 左锁骨中线内 0.5 ～ 1.0cm

C. 胸骨左缘外 0.5 ～ 1.0cm   D. 左腋前线内 0.5 ～ 1.0cm

E. 左锁骨中线内 1 ～ 2cm

2. 主动脉瓣第一听诊区在

A. 心尖部   B. 胸骨左缘第 2 肋间隙

C. 胸骨左缘第 3、4 肋间隙   D. 胸骨右缘第 2 肋间隙

E. 胸骨左缘第 3 肋间隙

3. 心包摩擦音与胸膜摩擦音的区别主要是

A. 与呼吸运动的关系   B. 听诊部位

C. 两音的性质   D. 与心率的关系

E. 摩擦音的强度

4. 心脏检查时，关于心尖冲动的叙述，下列不正确的是

A. 发生在心尖收缩时   B. 正常位于左侧第 5 肋间隙锁骨中线稍内侧

C. 正常时搏动的直径为 2.0 ～ 2.5cm   D. 左心室增大时，心尖冲动向左下移位

E. 右心室增大时，心尖冲动向左移位

5. 心脏触及震颤后首先确定部位及来源，其次确定

A. 震颤的强弱   B. 震颤出现的早晚

C. 震颤处于心动周期中的时期   D. 震颤与呼吸的关系

E. 震颤与心律的关系

6. 心浊音界呈靴形常见于下列哪种疾病

A. 主动脉瓣关闭不全   B. 肺源性心脏病

C. 扩张型心肌病   D. 二尖瓣狭窄

E. 心包积液

7. 心脏听诊的规范顺序是

A. 三尖瓣区—二尖瓣区—主动脉瓣第二听诊区—肺动脉瓣区—主动脉瓣区

B. 肺动脉瓣区—主动脉瓣区—主动脉瓣第二听诊区—二尖瓣区—三尖瓣区

C. 二尖瓣区—肺动脉瓣区—主动脉瓣区—主动脉瓣第二听诊区—三尖瓣区

D. 二尖瓣区—主动脉瓣第二听诊区—肺动脉瓣区—主动脉瓣区—三尖瓣区

E. 三尖瓣区—主动脉瓣区—肺动脉瓣区—主动脉瓣第二听诊区—二尖瓣区

8. 正常成人心脏相对浊音界左界第 4 肋间到胸骨中线距离为

A. 2 ～ 3cm   B. 3 ～ 4cm   C. 3.5 ～ 4.5cm

D. 5 ～ 6cm   E. 7 ～ 9cm

9. 心脏听诊体位错误的是

A. 仰卧位或坐位，必要时变换体位

B. 心尖部杂音取平卧位，尤其左侧卧位更清楚

C. 在某些情况下可令患者定时运动，肢体抬高或蹲位听诊

D. 听心底部杂音取坐位，上身前倾，必要时呼气末屏气进行听诊

E. 任何体位均可听诊

（二）多项选择题

10. 心脏触诊包括的内容

A. 心尖冲动及心前区搏动　　　　　B. 震颤　　　　　C. 心包摩擦感
D. 心前区有无隆起　　　　　　　　E. 心界大小

二、填空题

1. 心脏听诊的内容包括（　　　）、（　　　）、（　　　）、（　　　）和（　　　）、（　　　）。
2. 正常成人心尖冲动位于（　　　），搏动范围为（　　　）。
3. 心右界叩诊时，先叩出（　　　），然后于其上一肋间开始。

三、简答题

心脏瓣膜听诊区有几个，其听诊位置在何处？

二、血 管 检 查

（一）血管视诊

1. 颈动脉的搏动情况（节律和强弱）。

2. 颈静脉有无怒张和搏动。

3. 毛细血管有无搏动，观察方法如下。

（1）轻压被检者指甲的末端，使其指甲中央部形成一小苍白区，然后在该区（特别是红白交界处）观察有无红与白交替出现的现象。

（2）用干净的载玻片轻压被检者口唇黏膜，若能看到红白部分的分界线有节律地变动，表示有毛细血管搏动。

（二）血管触诊

动脉的触诊主要是检查动脉的脉搏，一般选择桡动脉，有时也应检查其他动脉（如颈动脉、股动脉、足背动脉）。

检查动脉时通常用三个手指（示指、中指、环指）指腹以适当压力放在被检查血管上。检查时要注意其节律、速率、紧张度、搏动强弱、脉波等情况，也应注意两侧是否相等。脉搏的紧张度取决于动脉的收缩压，可根据检查者手指按压被检者动脉所施加的压力来估计。检查时，以近端手指按压被检者动脉并逐渐用力至远端手指触不到脉搏，此时即可根据检查者近端手指所施加压力的大小来估计被检者脉搏的紧张度。正常人的动脉光滑而柔软，且有一定的弹力。动脉硬化时变硬，失去弹性，呈索条状。

（三）血管听诊

1. 动脉听诊　正常在颈动脉或锁骨下动脉可听到相当于第一心音和第二心音的两个声音，称为正常动脉音。此音在其他动脉处听不到。

2. 静脉听诊 直立位置（或坐位）时，在右颈静脉上（右锁骨上窝）可以听到"营营"样杂音，此杂音持续而低弱，吸气时比较显著，如果压迫颈部或头转向右侧，则杂音明显增强。检查正常人时可以听到，但检查贫血患者时最易听到。

（四）周围血管征的检查

脉压增大可出现水冲脉、枪击音、Duroziez 双重杂音、毛细血管搏动征。

1. 水冲脉 检查者握紧患者手腕掌面，将其前臂高举过头部，可明显感知桡动脉犹如水冲般急促而有力的脉搏冲击。

2. 枪击音 在外周较大动脉表面，常选择股动脉，轻放听诊器膜型体件时可闻及与心跳一致短促如射枪的声音。

3. Duroziez 双重杂音 以听诊器钟形体件稍加压力于股动脉，并使体件开口方向稍偏向近心端，可闻及收缩期与舒张期双期吹风样杂音。

4. 毛细血管搏动征 参照前述毛细血管有无搏动检查方法。

凡体检时发现上述体征可统称周围血管征阳性，主要见于主动脉瓣重度关闭不全、甲状腺功能亢进和严重贫血等。

【测试题】

周围血管征阳性的临床意义是什么？

（张　丽　胡跃宣）

实习五　心音听诊

【实习目的】

通过教师示教，学生分组操作多媒体听诊系统，在模拟人上进行心脏各瓣膜区听诊，使学生掌握正常的心音听诊，了解常见异常心音及常见心律失常的听诊特点；熟悉杂音的产生机制、临床意义、听诊要点，并能辨别收缩期与舒张期杂音。

【实习目标】

1. 具有判断正常心音、异常心音及常见心律失常的听诊特点的能力。

2. 具有良好的交流沟通能力，能够与患者、家属、医生和其他卫生专业人员等进行有效的交流。

3. 具有严肃认真、尊重患者隐私、对患者一视同仁等职业道德。

【重点难点】

重点：正常心音听诊特点。

难点：①常见异常心音及常见心律失常的听诊特点。②杂音的产生机制、临床意义、听诊要点，辨别收缩期与舒张期杂音。

【实习方法】

多媒体教室内，由教师在教师机上操作多媒体听诊系统，通过大屏幕和模拟人的演示，教师边口述边示教心音听诊操作系统。学生分组（2～3人一组），按教师演示的操作流程及方法操作每组对应的学生机多媒体听诊软件，在模拟人心脏各瓣膜区进行心音的听诊。

【实习内容】

1. 听诊方法　患者充分暴露心前区，可取坐位或仰卧位。对疑有二尖瓣狭窄的患者，可嘱其左侧卧位以便于听诊杂音；对疑有主动脉瓣关闭不全的患者采取上半身前倾坐位更易听诊杂音。

2. 听诊顺序　按逆时针方向依次听诊。顺序如下：二尖瓣听诊区、肺动脉瓣听诊区、主动脉瓣听诊区、主动脉瓣第二听诊区、三尖瓣听诊区。

3. 听诊内容　包括心率、心律、心音、额外心音、心脏杂音及心包摩擦音等。

（1）心率：正常人心率为60～100次/分，3岁以下儿童多在100次/分以上。

（2）节律：正常成人心律规整，部分青年和儿童可出现窦性心律不齐。

（3）心音：心音有四个，按出现的先后分别为第一心音（S1）、第二心音（S2）、第三心音（S3）和第四心音（S4）。通常只能听到S1和S2，在某些健康儿童和青少年也可听到S3，S4一般听不到。

心音改变包括强度改变、性质改变、心音分裂等几种情况。

（4）额外心音

1）舒张期额外心音

A. 奔马律（gallop rhythm）：可分为舒张早期、舒张晚期、重叠型三种。

a. 舒张早期奔马律（protodiastolic gallop）：也称室性奔马律。

听诊特点：音调较低；强度较弱；其额外心音出现在舒张期，即S2后；听诊最清晰部位，左心室奔马律在心尖部，右心室奔马律在胸骨下端左缘；左心室奔马律呼气末明显，右心室奔马律吸气时明显。

临床意义：舒张早期奔马律反映左心室功能低下，左心室舒张期容量负荷过重，心肌功能严重障碍。常见于心力衰竭、急性心肌梗死、心肌炎、扩张型心肌病、二尖瓣关闭不全、高血压心脏病等。

b. 舒张晚期奔马律（late diastolic gallop）：又称房性奔马律。

听诊特点：在心尖区稍内侧最清晰；音调较低，强度较弱；额外心音距S2较远，距Sl近；呼气末最响。

临床意义：反映心室收缩期压力负荷过重，室壁顺应性降低，多见于高血压性心脏病、肥厚型心肌病、主动脉瓣狭窄、冠状动脉粥样硬化性心脏病等。

c. 重叠型奔马律（summation gallop）：同时存在舒张早期和舒张晚期奔马律。

临床意义：常见于左或右心衰竭伴心动过速，也可见于风湿热伴有P—R间期延长和心动过速的患者。

B. 开瓣音（opening snap）

听诊特点：①听诊部位在心尖部及其内侧；②音调较高；③清脆、短促，呈拍击样；

④ 呼气时增强。

临床意义：见于二尖瓣狭窄为主的病变。常用来作为二尖瓣分离术适应证的参考条件。

C. 心包叩击音（pericardial knock）

听诊特点：在第二心音后 0.09 ～ 0.12 秒处出现的中频、较响而短促的额外心音，在胸骨左缘最易闻及。

临床意义：见于缩窄性心包炎。

D. 肿瘤扑落音（tumor plop）

听诊特点：在第二心音后 0.08 ～ 0.12 秒，位于心尖或其内侧胸骨左缘第 3、4 肋间。听诊与开瓣音相似，音调不及开瓣音响。

临床意义：见于心房黏液瘤。

2）收缩期额外心音

A. 收缩早期喷射音（early systolic ejection sound）

特点：出现时间紧跟在 S1 之后；音调高而清脆、时间短促；在心底部听诊最清楚。

肺动脉喷射音：在胸骨左缘第 2、3 肋间最响，常见于肺动脉高压、轻中度肺动脉瓣狭窄、房间隔缺损、动脉导管未闭等疾病。

主动脉喷射音：在胸骨右缘第 2、3 肋间最响。常见于主动脉瓣狭窄、主动脉瓣关闭不全、主动脉缩窄、高血压等疾病。

B. 收缩中晚期喀喇音（middle and late systolic click）

听诊特点：高调、较强、短促，如关门落锁的"咔嗒"声；最响部位在心尖区及其稍内侧。见于二尖瓣脱垂。

3）医源性额外心音

A. 人工起搏音：系由置入人工心脏起搏器的电极引起。发生于 S1 前，呈高调、短促带喀喇音性质，在心尖区及胸骨左缘第 4、5 肋间清晰。

B. 人工瓣膜音：系置换人工金属瓣膜，在开放和关闭时瓣膜撞击金属支架所致。

（5）心脏杂音（cardiac murmur）：听诊特点如下。

1）最响部位：杂音最响的部位常与病变部位有关。

2）时期：一般分为收缩期杂音、舒张期杂音、连续性杂音三种。

3）性质

A. 吹风样杂音：如二尖瓣关闭不全在二尖瓣区出现的收缩期杂音。

B. 隆隆样杂音：如二尖瓣狭窄在心尖区出现的舒张期杂音。

C. 叹气样杂音：如主动脉瓣关闭不全在主动脉瓣区或副区出现的舒张期杂音。

D. 机器样杂音：主要见于动脉导管未闭。

E. 乐音样杂音：见于感染性心内膜炎、梅毒性心脏病等。

F. 鸟鸣样杂音：可见于风湿性心脏瓣膜病。

4）传导：二尖瓣关闭不全时（收缩期）杂音向左腋下、左肩胛下区传导；二尖瓣狭窄时（舒张期）杂音较局限；主动脉瓣狭窄时（收缩期）杂音主要向颈部、胸骨上窝传导；主动脉瓣关闭不全时（舒张期）杂音主要沿胸骨左缘下传并可到达心尖；三尖瓣关闭不全时（收缩期）杂音可传至心尖部。

5）强度：收缩期杂音常采用 Levine 6 级分法（表 1-5-1），舒张期杂音只分为轻、中、重度三级。

表 1-5-1　收缩期杂音强度分级

级别	响度	听诊特点	震颤
1级	很轻	易被初学者或缺乏心脏听诊经验者忽视	无
2级	轻度	能被初学者或缺乏心脏听诊经验者听到	无
3级	中度	明显的杂音	无
4级	中度	明显的杂音	有
5级	响亮	响亮的杂音	明显
6级	响亮	听诊器稍离开胸壁仍能听到	明显

6）体位、呼吸和运动对杂音的影响

A. 体位的影响：① 左侧卧位时，可使二尖瓣狭窄的舒张期隆隆样杂音更明显。② 坐位前倾时，可使主动脉瓣关闭不全的舒张期杂音更明显。③ 仰卧时，可使二尖瓣、三尖瓣关闭不全和肺动脉瓣关闭不全的杂音更明显。

B. 呼吸的影响：① 凡来自右心病变的杂音在深吸气时增强，如三尖瓣关闭不全或狭窄、肺动脉瓣关闭不全或狭窄。② 凡来自左心病变的杂音在深呼气时增强，如二尖瓣关闭不全或狭窄，主动脉瓣关闭不全或狭窄。

C. 运动的影响：运动时心率增快，心排血量增加，可使器质性杂音增强。

临床意义：根据产生杂音的心脏部位有无器质性病变可分为功能性杂音和器质性杂音。

A. 功能性杂音：通常是指产生杂音的部位没有器质性病变时出现的杂音。包括生理性杂音、全身性疾病导致血流动力学改变产生的杂音、相对性杂音。

生理性杂音的听诊特点是杂音呈吹风样，性质柔和，2/6 级及以下，时限较短，传导较局限，原因去除后杂音消失。

B. 器质性杂音：是指产生杂音的部位有器质性损害出现的杂音。

听诊特点是杂音呈吹风样，高调，性质较粗糙，强度常在 3/6 级以上，可伴震颤，持续时间长，常为全收缩期，沿血流方向传导。

（6）心包摩擦音

听诊特点：性质粗糙，呈搔抓样，与心跳一致，声音呈三相，即心房收缩、心室收缩、心室舒张均出现摩擦音；与呼吸无关，屏气时摩擦音仍出现。心前区或胸骨左缘第 3、4 肋间听诊最响亮，坐位前倾及呼气末更明显。

临床意义：心包摩擦音常见于各种心包炎，也可见于急性心肌梗死、尿毒症和系统性红斑狼疮等。

【测试题】

心房颤动的听诊特点有哪些？

（张　丽　王　盼）

实习六　胸廓及肺部检查

【实习目的】

教学视频

通过教师示教，学生互相模拟检查，或标准化患者配合检查，使学生掌握胸壁、胸廓和肺部体格检查的内容和方法，发现异常体征。

【实习目标】

1. 具有全面、系统、正确的胸壁、胸廓和肺部体格检查的能力。将所得体征分别以视诊、触诊、叩诊、听诊的次序进行记录。

2. 具有良好的交流沟通能力，能够与患者、家属、医生和其他卫生专业人员等进行有效的交流。

3. 具有严肃认真、尊重患者隐私、对患者一视同仁等职业道德。

【重点难点】

重点：肺部触诊、叩诊。肺部叩诊音及各种呼吸音的分布区域。

难点：肺下界移动度的叩诊。语音震颤异常改变的临床意义。

【实习方法】

由教师选择一名男性同学模拟患者，教师边口述边示教。示教结束由学生互相练习后，教师进行课堂考核并观察纠正，指出不足。学生在练习的同时做好记录，整理检查内容，课后书写病历（胸部查体部分），交教师审阅、修改，教师向学生反馈病历书写出现的问题。

【实习内容】

胸部检查包括胸部体表标志，胸壁、胸廓与乳房，肺和胸膜三部分。检查应在合适的温度和光线充足的环境中进行。尽可能暴露全部胸廓，患者视病情或检查需要采取坐位或卧位，全面系统地按视诊、触诊、叩诊、听诊的顺序进行检查。一般先检查前胸部及两侧胸部，然后再检查背部。

一、胸部体表标志

（一）胸部的骨骼标志

学习辨认胸骨（柄、体、剑突）、胸骨角、锁骨、肋骨、肩胛骨、胸椎，练习计数肋骨、肋间隙（前、后）及胸椎的方法，认识腹上角、肋脊角。

（二）垂直线标志及解剖区域

学习辨认垂直线标志：前正中线、锁骨中线、腋前线、腋中线、腋后线、后正中线、肩胛线，确定肩胛上区、肩胛区、肩胛下区及肩胛间区。

（三）自然陷窝

学习辨认腋窝、胸骨上窝、锁骨上窝、锁骨下窝。胸骨上窝、锁骨上窝及肋间隙向内凹陷，称为"三凹征"，多见于上呼吸道部分阻塞。

（四）肺和胸膜的界线

前胸部的肺下界始于第6肋骨，向两侧斜行向下，于锁骨中线处达第6肋间隙，至腋中线处达第 8 肋间隙，于肩胛线处位于第 10 肋间隙。右肺分上、中、下三叶，左肺分上、下两叶。

二、胸壁、胸廓与乳房

（一）胸壁

1. 视诊　观察营养状态、皮肤、胸肌发育状况、静脉、肋间隙，是否存在胸壁静脉曲张。

2. 触诊　用手按压胸壁皮肤，若感受到捻发感或握雪感，则存在皮下气肿。触诊胸壁各处，观察胸壁有无压痛。

（二）胸廓

观察胸廓是否对称，比较前后径及左右径大小，正常情况下两者的比例约为 1∶1.5。观察是否存在桶状胸、扁平胸、佝偻病胸；胸廓是否一侧或局部塌陷；脊柱有无前凸、后凸、侧凸等异常改变。

（三）乳房

1. 视诊　观察乳房的位置、大小、对称性，以及乳头与皮肤有无回缩等情况，乳头有无异常分泌物。

2. 触诊　检查左乳房时，由外上部沿顺时针方向由浅入深触诊，最后触诊乳头。右乳房则由外上部沿逆时针方向触诊。注意检查手法，体会乳房的硬度和弹性，乳房包块的大小、部位、外形、硬度、有无压痛及活动度，腋窝、锁骨上窝淋巴结情况。

三、肺和胸膜

（一）视诊

1. 呼吸运动　呼吸运动方式包括胸式呼吸和腹式呼吸。正常男性和儿童以腹式呼吸为主，女性以胸式呼吸为主。

2. 呼吸频率　呼吸频率是指在静息状态下单位时间内的呼吸次数。正常成人呼吸频率为 12～20 次/分，新生儿约为 44 次/分。常见呼吸频率类型包括呼吸过速、呼吸过缓、呼吸深度改变（呼吸浅快、呼吸深快）。

3. 呼吸节律　观察呼吸节律是否均匀、整齐，双侧呼吸运动是否对称。常见呼吸节律改变包括潮式呼吸、间停呼吸、抑制性呼吸、叹气样呼吸。

（二）触诊

1. 胸廓扩张度

（1）前胸廓扩张度（图 1-6-1）：检查者双手掌置于患者胸廓下面的前侧部，左、右拇指沿患者两侧肋缘指向剑突，拇指尖在其前正中线两侧对称部位，而手掌和伸展的手指置于其前侧胸壁。嘱患者深呼吸，观察检查者双手动度是否一致，有无减弱或消失，有无一侧活动受限等。

（2）后胸廓扩张度（图 1-6-2）：检查者双手掌置于患者后胸壁约第 10 肋水平，双拇指与患者后正中线平行并将其皮肤向内轻推，嘱患者深呼吸，观察比较检查者双手的动度是否一致，有无减弱或消失，有无一侧活动受限等情况。

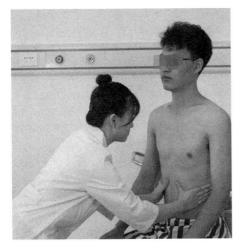

图 1-6-1　前胸廓扩张度触诊

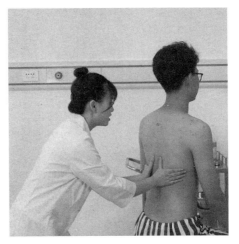

图 1-6-2　后胸廓扩张度触诊

2. 语音震颤　检查者将双手掌（或小鱼际）置于患者胸部对称位置（图 1-6-3），嘱其以同等强度发"yi"长音，再双手交叉放置重复一次，左右对比。检查上、中、下三部位（从内到外），比较两侧相应部位语音震颤（触觉语颤）的异同，注意有无增强、减弱或消失。后背需检查肩胛间区及肩胛下区，比较两侧相应部位语音震颤（触觉语颤）的异同（图 1-6-4）。注意震颤有无增强、减弱或消失。

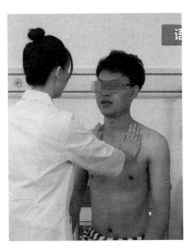

图 1-6-3　语音震颤触诊（前胸部）

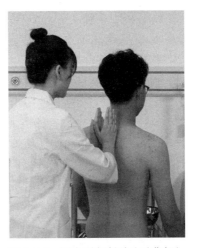

图 1-6-4　语音震颤触诊（后背部）

3. 胸膜摩擦感　检查者将双手掌置于患者前胸下侧壁或第 5 肋间隙与两侧腋前线的交点处，嘱患者深呼吸，感受双手有无触及皮革样摩擦感（图 1-6-5）。如触及摩擦感，嘱患者屏住呼吸，与心包摩擦感作鉴别。

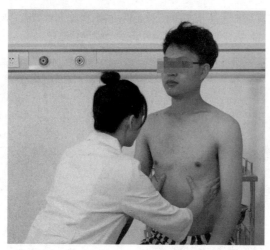

图 1-6-5　胸膜摩擦感触诊

（三）叩诊

1. 叩诊技巧

（1）患者平卧或端坐，胸壁完全祖露，两臂自然下垂，肌肉松弛。检查背部时，两臂交叉合抱于前胸，身体稍前倾。

（2）一般采用间接叩诊法（中指叩诊法）。检查者左手中指放在患者肋间隙上，其他手指离开胸壁。右手各指自然弯曲，以中指叩击左手中指第 2 指骨的前端，叩击方向应与叩诊部位的表面垂直。

（3）叩诊顺序一般从肺尖开始，由上而下，由内向外，左右对称，先前再后（先前胸、再侧胸、最后后背部），并做左右、上下、内外对比。

（4）正常情况下大部分肺部叩诊为清音，肺与肝脏、心脏重叠部位叩诊呈浊音，肝脏、心脏未与肺重叠部分叩诊呈实音，胃区叩诊呈鼓音。

（5）对比叩诊：掌握叩诊的原则，叩诊顺序为前胸（图 1-6-6）、侧胸（图 1-6-7），背部肩胛区（图 1-6-8，图 1-6-9）。前胸沿着锁骨中线和腋前线叩诊，按照由上而下、左右对比、内外对比的原则进行叩诊，注意避开心前区。侧胸沿着腋中线和腋后线按照由上而下、左右对比、内外对比的原则进行叩诊。背部肩胛间区检查时患者两臂交叉合抱于前胸，身体稍前倾，检查者沿着其肩胛线进行叩诊。背部肩胛间区叩诊时，检查者板指方向应与患者脊柱平行。

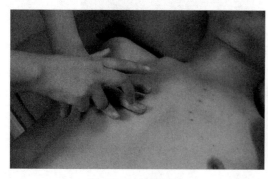

图 1-6-6　前胸叩诊

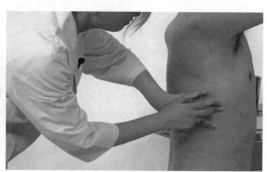

图 1-6-7　侧胸叩诊

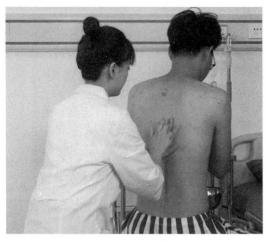
图 1-6-8　肩胛间区叩诊

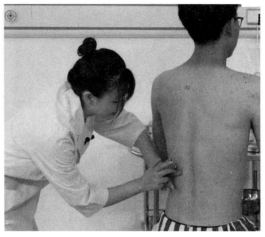
图 1-6-9　肩胛下区叩诊

2. 肺界的叩诊

（1）肺上界叩诊：检查者站在患者背后，自患者斜方肌前缘中点开始（此处为清音），逐渐向外叩诊，在声音由清变浊处做一标记；再由前缘中点向内叩诊，至浊音处做另一标记。这两个标记点之间的距离即为肺尖宽度，正常值为 4 ～ 6cm。

（2）肺下界叩诊。①前胸：沿着右侧锁骨中线从第 2 肋间隙开始，逐一肋间隙向下叩诊，由浊音变为实音处即为肺下界，正常人平对第 6 肋间隙。②侧胸：沿着两侧腋中线由腋窝顶部开始逐一肋间隙向下叩诊，由清音变为浊音处即为肺下界，正常人平对第 8 肋间隙。③后胸：沿着两侧肩胛线，从肩胛下角下一肋间隙开始逐一肋间隙向下叩诊，由清音变为浊音处即为肺下界，正常人平对第 10 肋间隙。

（3）肺下界移动度叩诊：先叩出平静呼吸状态时的肩胛线肺下界（由清音叩至出现浊音）。检查者叩诊板指不移动位置，让患者深吸气，屏住呼吸时，迅速向下叩诊，叩诊音由清音变为浊音时，在此处做标记，即为肺下界的最低点。患者恢复平静呼吸后，再次在肩胛线上叩出肺下界，检查者叩诊板指不移动位置，嘱患者深呼气并屏住呼吸，迅速向上叩诊，叩诊音由浊音变为清音时，做标记，此处即为肺下界的最高点。两点之间的距离即为肺下界移动度。正常人肺下界的移动度为 6 ～ 8cm。

（四）听诊

1. 听诊技巧

（1）先教会患者正确地做呼吸运动：嘱患者微张口做均匀而较深的呼吸，这样可减轻鼻腔和喉头部发出的声音。

（2）听诊顺序原则同对比叩诊原则，每个听诊部位至少听诊 2 ～ 3 个呼吸周期。

（3）患者平卧或端坐，骨骼肌放松。诊室宜暖，环境安静。听诊体件与患者皮肤紧密接触，要避免与其他物品摩擦。

胸部听诊见图 1-6-10、图 1-6-11。

2. 听诊内容　呼吸频率、节律，正常呼吸音、异常呼吸音、啰音、胸膜摩擦音，以及语音共振。

听诊语音共振时，检查者将听诊器膜型体件置于患者胸部对称位置，嘱其以同等强度发 "yi" 长音，比较两侧相应部位语音共振的异同，注意有无减弱、消失和增强。

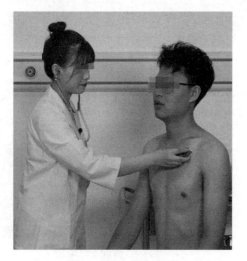

图 1-6-10 前胸听诊

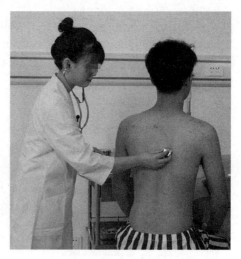

图 1-6-11 后背部听诊

【测试题】

一、选择题

（一）单项选择题

1. 正常成人胸廓前后径与左右径比值约为

A. 1：2   B. 2：1   C. 1：1.5

D. 1.5：1   E. 1：1

2. 新生儿呼吸次数每分钟约为

A. 12 次 / 分   B. 16 次 / 分   C. 20 次 / 分

D. 34 次 / 分   E. 44 次 / 分

3. 大量腹水时呼吸表现形式为

A. 叹息式呼吸   B. 长吸式呼吸   C. 胸式呼吸

D. 腹式呼吸   E. 胸腹混合式呼吸

4. 语音震颤减弱常见于

A. 肺炎   B. 肺梗死   C. 肺脓肿

D. 肺气肿   E. 空洞性肺结核

5. 下列选项不属于胸膜摩擦感特征的是

A. 呼与吸两项均可触及   B. 屏住呼吸时不能触及

C. 有如皮革样相互摩擦的感觉 D. 胸膜炎时均可触及

E. 于胸廓的下前侧部容易触及

6. 正常肺部叩诊音为

A. 鼓音   B. 过清音   C. 浊音

D. 清音   E. 实音

7. 胸部病变区域叩诊浊音常见于下列哪一种疾病

A. 支气管肺囊肿   B. 肺结核空洞形成   C. 肺大疱

D. 大叶性肺炎   E. 支气管哮喘

8. 正常人肺下界移动度为

A. 3 ～ 4cm   B. 4 ～ 6cm   C. 5 ～ 7cm

D. 6 ～ 8cm   E. 7 ～ 9cm

9. 出现呼吸音增强的疾病是

A. 重症肌无力   B. 贫血   C. 胸膜炎

D. 膈肌瘫痪   E. 急性弥漫性腹膜炎

（二）多项选择题

10. 下列属于支气管呼吸音的特征有

A. 强度响亮   B. 高音调

C. 吸气相与呼气相之比为 1：1   D. 呈管样性质

E. 正常人于胸骨上窝可闻及

二、填空题

1. 肺部触诊内容包括（　　）、（　　）、（　　）。

2. 成人平静呼吸时肺下界于锁骨中线、腋中线、肩胛下线处分别平对（　　）、（　　）、（　　）。

3. 肺部视诊内容包括（　　）、（　　）、（　　）。

三、简答题

简述语音震颤减弱或消失的临床意义。

（袁　琳　王　盼）

实习七　呼吸音听诊

【实习目的】

通过教师示教，学生分组操作多媒体听诊系统，在模拟人肺部各区域听诊，使学生掌握正常呼吸音的特点，分辨异常呼吸音、啰音、胸膜摩擦音。

【实习目标】

1. 具有分辨正常呼吸音的性质及其分布区域的能力。

2. 具有分辨临床常见的异常呼吸音、啰音、胸膜摩擦音的能力。

【重点难点】

重点：正常呼吸音的性质及其分布区域。

难点：湿啰音、干啰音的听诊特点。

【实习方法】

多媒体教室内，由教师在教师机上操作多媒体听诊系统，通过大屏幕和模拟人的演示，教师边口述边示教呼吸音听诊操作系统。学生分组（2 ～ 3 人一组），按教师演示的操作流程及方法操作学生机多媒体听诊软件，在模拟人肺部各区域进行呼吸音的听诊。

【实习内容】

一、呼吸频率

正常成人静息状态下呼吸频率为 12～20 次 / 分，新生儿约为 44 次 / 分。

二、呼吸节律

呼吸的节律均匀而整齐。常见呼吸节律改变包括潮式呼吸、间停呼吸、抑制性呼吸、叹气样呼吸。

三、正常呼吸音

首先应熟悉四种正常呼吸音的性质及其分布区域。

1. 气管呼吸音　气管呼吸音粗糙、响亮且高调，呼气和吸气时几乎相等，于胸外气管外可闻及。

2. 支气管呼吸音　支气管呼吸音颇像抬舌后经口腔呼气时所发出的"ha"音。吸气时音量较弱，音调较低，时间较短；呼气时音量较大，音调较高，时间较长。在正常人喉部、胸骨上窝，背部第 6、7 颈椎及第 1、2 胸椎附近可听到支气管呼吸音（图 1-7-1）。

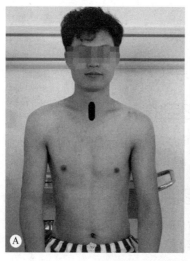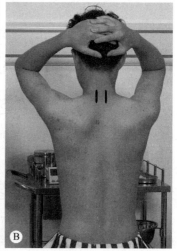

图 1-7-1　支气管呼吸音分布区域

3. 支气管肺泡呼吸音　在正常人胸骨两侧第 1、2 肋间隙，肩胛间区第 3、4 胸椎水平，以及肺尖前、后部可以听到支气管肺泡呼吸音（图 1-7-2）。

4. 肺泡呼吸音　其音调相对较低，吸气时音量较大，音调较高，时间较长。呼气时音量较小，音调较低，时间较短。在正常情况下，除气管呼吸音、支气管呼吸音和支气管肺泡呼吸音区域外，在两侧肺野均可听到肺泡呼吸音。

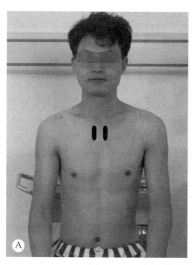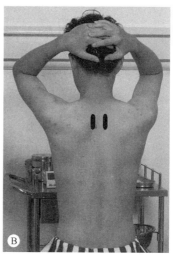

图 1-7-2 支气管肺泡呼吸音分布区域

四、异常呼吸音、啰音、胸膜摩擦音

1. 异常呼吸音

（1）肺泡呼吸音是否增强或减弱，呼气音是否延长，是否为断续性呼吸音、粗糙性呼吸音，肺泡呼吸音两侧是否相等。

（2）确定异常支气管呼吸音及支气管肺泡呼吸音的出现及其部位。

2. 啰音

（1）湿啰音：又称水泡音，系吸气时气体通过呼吸道内分泌物形成的水泡破裂所产生的声音。

听诊特点：吸气时或吸气终末较明显，呼气早期可出现，为呼吸音外的附加音，短暂而断续，一次常连续多个出现，部位恒定，性质不易改变，中、小湿啰音可同时存在，咳嗽后可减轻或消失。

分类：粗湿啰音、中湿啰音、细湿啰音。

（2）干啰音：系气管、支气管或细支气管狭窄或部分阻塞，空气吸入或呼出时形成湍流所产生的声音。

听诊特点：吸气和呼气时均可闻及，为带乐性的呼吸附加音，但呼气时最为明显，持续时间较长，音调较高，强度和性质易改变，出现的部位易变换，数量的增加和减少可在瞬间改变。

分类：高调干啰音、低调干啰音。

3. 胸膜摩擦音 注意其出现部位、特点及意义。并与心包摩擦音相鉴别。

【测试题】

简述各种正常呼吸音分布的区域。

（袁 琳 黎秋晗）

实习八　腹部检查

教学视频

【实习目的】

教师通过示教，学生互相模拟检查，或标准化患者配合检查，使学生掌握腹部基础知识和正确的检查方法，能够及时地发现异常体征。

【实习目标】

1. 具有全面、系统、正确地检查腹部的能力。能够在临床实践中，依据病史及腹部的查体，形成初步判断并进行鉴别诊断。

2. 具有良好的交流沟通能力，能够与患者、家属、医生和其他卫生专业人员等进行有效的交流。

3. 具有严肃认真、尊重患者隐私、对患者一视同仁等职业道德。

【重点难点】

重点：腹部检查的内容、顺序、方法以及常见异常体征。

难点：肝脏、脾脏的触诊，常见异常体征。

【实习方法】

由教师选择一名男性同学模拟患者，教师边口述边示教。示教结束由学生互相练习，同时做好记录，教师观察纠正，指出不足。在学生练习一段时间后随机抽查 3 名学生进行随堂考核，教师总结学生存在的问题并当堂反馈，最后交代同学课后书写病历，并交教师审阅、修改，教师向学生反馈病历书写出现的问题。

【实习内容】

在进行腹部查体时，选择安静、光线充足的环境，患者多取卧位，双腿屈曲，使腹部肌肉放松，医生采取视诊、听诊、叩诊、触诊的检查方法依次进行，同时注意是否存在异常体征。

一、体表标志及分区

（一）体表标志

腹部体表标志是用于描述疼痛、包块等症状与体征的部位。人为划分腹部为几个区，以熟悉脏器位置和体表投影。体表标志包括肋弓下缘、剑突、腹上角、脐、髂前上棘、腹直肌外侧缘、腹中线、腹股沟韧带、耻骨联合、肋脊角等。

（二）腹部分区

腹部分区有以下两种方法。

1. 四分区法　以脐为中心纵横两线，将腹部分为左、右上腹及左、右下腹四区（图1-8-1）。

2. 九分区法　从左、右髂前上棘至腹正中线的水平线中点各引一条垂直线，两侧肋弓下缘连线及两侧髂前上棘连线为两条水平线，将腹部分为九区，即左、右季肋部，左、右腰部，左、右髂部，上腹部、中腹部及下腹部（图 1-8-2）。

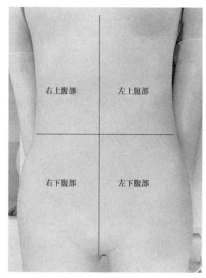

图 1-8-1　四分区法

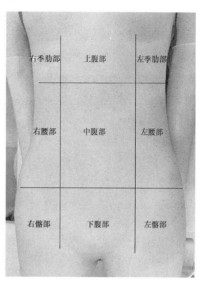

图 1-8-2　九分区法

二、视　诊

1. 腹部外形　正常的健康成人在平卧时腹部平坦，前腹壁大致处于肋缘与耻骨联合同一平面或略为低凹，坐起时脐以下部分稍前凸；肥胖者或小儿（尤其餐后）腹部外形稍饱满，前腹壁略高于肋缘与耻骨联合的平面；消瘦者及老年人，因腹壁皮下脂肪较少，腹部下陷，前腹壁稍低于肋缘与耻骨联合的平面，为腹部低平。以上都属于正常腹部外形。

（1）腹部膨隆：弥漫性腹部膨隆现象见于胃、肠胀气或腹水、腹腔内巨大包块及人工气腹等患者。局限性腹部膨隆情况见于肝脾大、多囊肾、卵巢囊肿、巨大胆囊积液、早期妊娠、子宫肌瘤或尿潴留等患者。局限性包块使局部膨隆，包块可在腹腔内也可在腹壁上。其鉴别方法是嘱患者取仰卧位，两手托头，使其头部及背部离开床面，此时其腹壁肌肉紧张，包块如在腹壁则局部隆起更明显，若局部隆起变得不清楚或消失，提示包块可能在腹腔内。

（2）腹部凹陷：全腹凹陷常见于显著消瘦、恶病质及严重脱水等患者，明显凹陷者称为舟状腹，局部凹陷常见于手术后腹壁瘢痕收缩等患者。

2. 呼吸运动　男性及小儿以腹式呼吸为主，而成年女性则以胸式呼吸为主。腹式呼吸减弱主要见于腹膜炎症、腹水、急性腹痛、腹腔内巨大肿物或妊娠；腹式呼吸消失主要见于胃肠穿孔或膈肌麻痹；腹式呼吸增强见于癔症或胸腔疾病。

3. 腹壁静脉　正常人腹壁静脉不明显。曲张多由于门静脉循环障碍或上、下腔静脉回流受阻所致。门静脉高压而形成的腹壁静脉曲张，可见脐周向四周放射的一簇曲张静脉，呈海蛇状。下腔静脉梗阻所致的腹壁静脉曲张，血流方向均往上；上腔静脉梗阻时，血流方向全部往下流。检查静脉血流方向常用指压法（图 1-8-3，以手背静脉为例），检查者选择患者的一条无分支的静脉血管，将示指和中指合并按压住静脉（图 1-8-3A），随后让其中一只手指顺着静脉向一侧按压滑开 7.5～10.0cm，挤压该段静脉内的血液（图 1-8-3B），然后抬起滑动的手指，另一手指紧压不动，如果该段静脉血液快速充盈，说明血流方向是从放松的一端流向紧压手指的一端；如果该段静脉血液无充盈，则说明血流方向是从紧压手指的一端流向放松的一端。

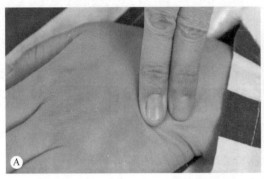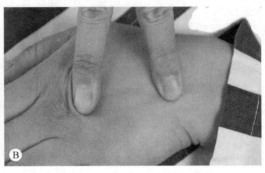

图 1-8-3　静脉血流方向检查手法

4. 蠕动波　胃肠道发生梗阻时可观察到胃型、肠型或相应的蠕动波。

5. 腹部皮肤　肾上腺皮质功能亢进患者可观察到皮肤紫纹。另外，还应在患者腹部观察有无皮疹、色素沉着、瘢痕及脐疝等。

三、听　诊

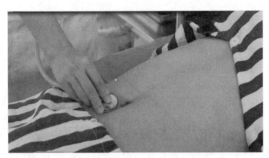

图 1-8-4　肠鸣音听诊部位

1. 肠鸣音　将听诊器膜型体件置于患者脐周或右下腹部，进行肠鸣音的听诊（图 1-8-4）。听诊时间不低于 1 分钟，并计数，正常为每分钟 4～5 次。若每分钟大于 10 次但音调不特别高亢，称为肠鸣音活跃；若肠鸣音大于 10 次 / 分且响亮、高亢，甚至呈叮当声或金属声，称为肠鸣音亢进；若数分钟才听到一次，称为肠鸣音减弱；若数分钟未听到肠鸣音且用手指轻叩或搔弹腹部仍未听到，称为肠鸣音消失。在急性肠炎、机械性肠梗阻、胃肠道出血、服用泻药等患者中，听诊肠鸣音增强；在急性腹膜炎、严重脓毒血症所致的肠麻痹及麻痹性肠梗阻患者中，检查肠鸣音减弱或消失现象。

2. 振水音　患者在空腹状态或饭后 6～8 小时及以上时，检查者将听诊器膜型体件置于患者上腹部，另一手四指并拢屈曲，用指端冲击患者胃部，可听到气、液撞击声音，则表示胃内有液体潴留。常见于幽门梗阻、胃扩张和胃液分泌过多等患者。

3. 血管杂音　将听诊器膜型体件放在腹主动脉、左肾动脉、右肾动脉、左髂动脉、右髂动脉、双侧股动脉，听诊有无动脉血管杂音。在肾动脉狭窄患者的上腹部可以听到强弱不一的吹风样杂音，在主动脉腹部动脉瘤或腹主动脉狭窄患者的腹中部亦可听到吹风样收缩期杂音，肝硬化腹壁静脉扩张时，在脐周或剑突下部可听到低调的连续性嗡鸣样静脉杂音，压迫脾脏时此音可加强。

4. 搔刮试验　检查者将听诊器膜型体件置于患者右肋缘肝脏表面上，右手示指在患者上腹部沿听诊器膜型体件半圆形等距离搔刮腹壁，当其未达肝缘时，只听到遥远而轻微的声音，当搔刮至肝脏表面时，声音明显增强而近耳，从而测定出肝下缘（图 1-8-5）。

5. 摩擦音　脾周围炎、肝周围炎或胆囊炎累及局部腹膜，可于深呼吸时，在各相应部位闻及摩擦音。故将听诊器膜型体件放在各相应脏器部位及其周围腹壁可听诊有无摩擦音。

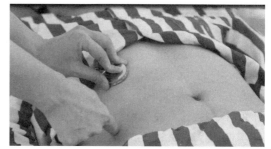

图 1-8-5　搔刮试验检查方法

四、叩　诊

1. 全腹叩诊　使用间接叩诊法，从左下腹沿逆时针方向叩向右下腹，最后叩诊脐部。正常情况下，腹部叩诊除肝、脾所在部位，增大的膀胱和子宫占据的部位，以及两侧腹部近腰肌处呈浊音或实音外，其余部位均为鼓音。

2. 肝脏及胆囊的叩诊　叩诊肝脏上界时，应沿右锁骨中线、右腋中线和右肩胛下角线进行叩诊，当由清音转为浊音时，即为肝上界，用记号笔做好标记。叩诊肝下界时，由腹部脐水平沿右锁骨中线或前正中线向上叩，由鼓音变为浊音处即为肝下界，做好标记，并用直尺测量肝上、下界的距离。匀称体型者正常肝脏在右锁骨中线上，其上界在第 5 肋间，下界位于右季肋下缘，二者之间的距离为 9～11cm；在右腋中线上，其上界平对第 7 肋间，下界平对第 10 肋骨，在右肩胛下角线上，其上界平对第 10 肋间。矮胖体型者或瘦长体型者其肝上、下界均可高一个肋间或低一个肋间。检查者的左手掌放置于患者右肋上，右手握拳叩击左手掌掌背，了解患者有无疼痛出现。正常人肝脏和胆囊均无叩击痛。

肝浊音界下降常见于肺气肿、右膈肌麻痹等患者；肝浊音界消失常见于胃肠穿孔、人工气腹及间位结肠（结肠在肝与膈肌之间）患者；肝浊音界缩小常见于暴发性肝衰竭、肠麻痹胀气等患者；肝浊音界扩大见于病毒性肝炎、肝胀肿等患者。

3. 脾脏叩诊　患者取右侧卧位，检查者沿其左腋中线自上向下轻叩诊，清音变为浊音时为脾上界，做好标记。自腹部鼓音区向上叩诊，鼓音变为浊音时，标为脾下界。正常脾脏应位于第 9～11 肋间，其前方不超过腋前线。脾浊音区缩小常见于胃泡区或结肠内含气量较多的患者，脾浊音界扩大见于脾大的患者。

4. 肾脏叩诊　肾脏位置深，一般不能借叩诊确定其大小，常检查肾脏有无叩击痛。患者取坐立位，充分暴露后腰背部，检查者站在其后方将左手掌置于患者的肾区（即肋脊角），右手握拳，用轻到中等强度的力量叩击左手掌掌背，了解患者有无疼痛出现。正常人双侧肾区无叩击痛。肾区叩击痛常见于肾炎、肾盂肾炎、肾结石、肾结核及肾周围炎等患者。

5. 膀胱叩诊　膀胱空虚时，叩不出膀胱的轮廓。当膀胱内有尿液充盈时，耻骨上方叩诊呈圆形浊音区。排尿或导尿后再次叩诊，如浊音区转为鼓音，该圆形浊音区即为因尿潴留胀大的膀胱。

6. 移动性浊音　当腹腔内有中等量积液时，患者仰卧位，腹部两侧因腹水积聚，叩诊呈浊音。腹中部由于肠曲在液面浮起，叩诊呈鼓音。当患者侧卧位时，因腹水积于下部，肠曲上浮，故下部叩诊呈浊音，上侧腹部呈鼓音，称为移动性浊音。叩诊时使用间接叩诊法，自腹中部脐水平面向患者左侧腹部叩诊，叩到浊音时，检查者板指固定不动，嘱患者右侧卧，再次叩诊，若浊音变为鼓音，表明浊音移动。同样方法面向患者右侧腹部叩诊，叩得浊音后嘱患者左侧卧，再次叩诊，浊音变为鼓音，表明移动性浊音阳性。移动性浊音阳性提示腹腔游离液体达 1000ml 以上。如果腹腔内积液量少，用以上方法叩不出腹腔内积液时，可嘱患者站立，则下腹部积有液体呈浊音，液体的上界呈水平线，其上为浮动的肠曲，叩之呈鼓音。腹腔内液体过少时，亦可让患者取肘膝位，使腹腔内的液体集中在脐部。此时脐部叩出浊音，而在仰卧位时，脐部叩诊呈鼓音。肝硬化或心脏功能不全及心包炎患者，可叩出移动性浊音阳性（图 1-8-6）。

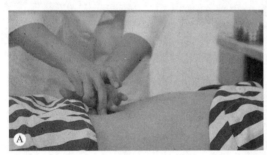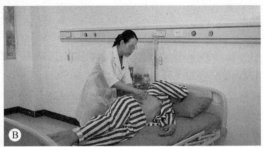

图 1-8-6　移动性浊音检查手法

A. 患者仰卧位，从脐向双侧叩诊；B. 叩诊鼓音变浊时，嘱患者侧卧

五、触　诊

患者排空膀胱，取低枕仰卧位，两手自然置于身体两侧，双腿屈曲稍分开，充分暴露全腹部，检查者站立于患者的右侧，面对患者。检查时手掌要温暖，动作要轻柔，由浅入深。先触诊健侧，再触诊患侧。

1. 腹壁紧张度　先将全手掌放于患者腹壁上，使其适应片刻，并感受腹肌紧张度，再从健侧触诊到患侧。触诊时使用浅部触诊法，按压深度约为 1cm。正常人腹壁触之柔软，较易压陷，无腹肌紧张。腹壁紧张度增强常见于肠胀气、腹水或腹腔内炎症，板状腹常见于急性腹膜炎所致腹壁肌紧张度明显增强的患者。腹部揉面感常见于结核性腹膜炎或腹膜转移癌。

2. 压痛与反跳痛　使用深压触诊法，按压的深度至少为 2cm，甚至可达 4 ～ 5cm。从健侧深压至患侧，出现压痛后，检查者用并拢的 2 ～ 3 个手指压于患者疼痛处稍停片刻，使压痛感觉趋于稳定，然后迅速将手指撤离，如此时患者感觉腹痛骤然加重，并常伴有痛苦表情或呻吟，称为反跳痛。腹部压痛与反跳痛多由于腹腔脏器病变所致。正常人腹部无压痛及反跳痛，急性阑尾炎时，右髂前上棘与脐连线中外 1/3 交点处（即麦氏点）可出现压痛、反跳痛。弥漫性腹膜炎时，全腹可有压痛及反跳痛。

3. 腹部包块　当触到包块时，需在包块上做上下、左右的滑动触诊，必须注意其部位、大小、形态、质地、移动度、有无压痛、搏动性以及与邻近脏器的关系等，需与腹部正常脏器区分开。腹部包块常由某些脏器肿大、肿瘤或炎性组织等引起。

4. 液波震颤　当有大量腹水时，用手拍击腹部可有液波震颤，又称波动感。其检查方法是，检查者以左手掌贴于患者一侧腹部，而用右手拍击对侧，腹水的波动可传至左手。阳性提示腹水达到 3000 ～ 4000ml 及以上。若腹壁脂肪过多也可产生类似的震颤，检查时嘱助手（或患者本人）将一手掌尺侧置于患者脐部正中线上，再按上法试行拍击，由腹壁脂肪过厚所致的震颤不能传至对侧，可资鉴别（图 1-8-7）。

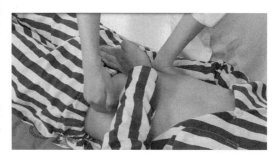

图 1-8-7　液波震颤的检查手法

5. 肝脏触诊　肝脏触诊多采用双手触诊法，患者张口做腹式呼吸，检查者用左手掌置于患者右背部的后方向前托起肝脏，左手拇指固定于患者右肋缘，右手四指并拢，掌指关节伸直，与患者肋缘大致平行，放在其右上腹部，随患者的呼吸运动进行触诊。呼气时，检查者手指压向腹壁深部，吸气时，检查者手指缓慢抬起朝患者肋缘向上以示指的桡侧迎触其下移的肝缘，如此反复进行，手指逐渐向肋缘移动，直到触到肝缘或肋缘为止。需在右锁骨中线及前正中线上分别触诊肝缘，并测量其与肋缘或剑突根部的距离，以厘米表示。单手触诊法：仅使用右手进行触诊，方法同双手触诊法中右手的触诊方法。

（1）大小：应在右锁骨中线及前正中线上分别记录肝下缘至右肋下缘或剑突的距离，正常成人在肋缘下触及不到，但瘦长体型可触及，在 1cm 以内。剑突下常常可触及，在 3cm 以内，瘦高者可达 5cm。在肝炎、肝淤血、肝硬化、白血病、血吸虫病等患者中触诊弥漫性肝大，在肝脓肿、肝肿瘤等患者中触诊局限性肝的情况。

（2）质地：分为三级，即质软、质韧和质硬。正常肝脏质软如口唇和舌样，炎症时肝脏质韧如鼻尖，肝硬化时质硬，肝癌最硬如触前额。肝脓肿或囊肿时常有囊性感。

（3）表面状态：肝硬化患者肝脏表面不光滑，呈较均匀的小结节状，边缘较锐利且不整齐，肝癌或多囊肝时表面呈粗大不均匀的结节状。

（4）压痛：弥漫性压痛常见于肝炎或肝淤血患者。

（5）搏动：肝脏触到搏动时，可为三尖瓣关闭不全所致的肝脏本身的扩张性搏动，也可能是由主动脉腹部传来的传导性搏动，前者向四面扩散，后者只向一个方向传导。

（6）肝震颤：用冲击触诊法触诊肝脏，当手指深压时可有一种微细的震动感，即为肝震颤，常见于包囊虫病的患者，是由包囊中的虫体浮动撞击囊壁所致。

6. 脾脏触诊　常用双手触诊法，患者做张口腹式呼吸，检查者左手置于其左胸下部第 9 ～ 11 肋处，试将其脾脏从后向前托起，右手掌平放于脐部，与左侧肋弓垂直，自脐平面开始配合呼吸，如同触诊肝脏一样，迎触脾尖，直至触到脾缘或左肋缘为止。轻度脾大而仰卧不易触及时，可嘱患者右侧卧位，右下肢伸直，左下肢屈曲，用双手触诊较易触到。正常人肋下不能触及脾脏。若触及脾脏，需注意其大小、质地、边缘和表面情况，有无压痛及摩擦感。

脾大分为轻度、中度、高度，深吸气时脾脏在左锁骨中线肋下不超过 2cm，为轻度脾大；超过 2cm 至脐水平线为中度脾大；超过脐水平线以下或前正中线则为高度脾大。

中度以上的脾大一般需测量三条线：① 在左锁骨中线上测量左肋弓缘至脾下缘间的距离，为"Ⅰ"线，当轻度脾大时可仅用此线表示大小。② 左肋弓与左锁骨中线交叉点至最远脾尖端之间的距离，为"Ⅱ"线。③ 若脾脏向右肿大，超过前正中线，测量脾右缘到正中线的距离，以"＋"表示，为"Ⅲ"线；若肿大未超过前正中线，可测得脾右缘在左侧腹部距正中线的距离，以"－"表示。

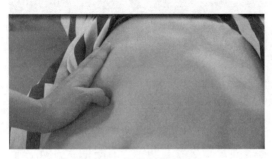

图 1-8-8   墨菲征检查手法

7. 胆囊触诊   正常胆囊常常不能触及，胆囊有炎症时，可查及胆囊触痛。用左手掌稍平行于前正中线平放于患者右胸下部，用左手拇指勾压肋下胆囊点处，嘱患者缓慢深吸气，拇指用力按压可触及下移的胆囊，引起患者疼痛，此为胆囊触痛。如因剧烈疼痛而致吸气中止，称为墨菲征（Murphy sign）（图 1-8-8），常见于急性胆囊炎、胆石症或胆肿瘤等患者。在胰头癌压迫胆总管产生黄疸的患者中检查只有胆囊肿大而无压痛的征象，即库瓦西耶征（Courvoisier sign）。

8. 肾脏触诊   在肾盂积水、脓肾、多囊肾、肾肿瘤等患者中，采用双手触诊法触诊增大的肾脏，并注意其大小、形状、硬度、表面形态、移动度和敏感性等。在肾脏或输尿管病变时，可有以下压痛点。① 肋脊点：在脊柱和第 12 肋所成的夹角顶点；② 肋腰点：在第 12 肋和腰肌外缘所成夹角的顶点；③ 季肋点：在第 10 肋前端；④ 上输尿管点：在相当于脐水平线的腹直肌外侧缘；⑤ 中输尿管点：在两髂前上棘连线与通过耻骨结节作垂直线的交点，相当于输尿管入骨盆腔之处。实习时可在泌尿系炎症或结石症患者中检查以上压痛点。

【测试题】

一、单项选择题

1. 腹部检查的正确顺序为

A. 视诊、触诊、叩诊、听诊
B. 视诊、听诊、叩诊、触诊
C. 叩诊、视诊、触诊、听诊
D. 听诊、视诊、触诊、叩诊
E. 听诊、触诊、视诊、叩诊

2. 患者，上腹胀、呕吐 2 天，清晨空腹入院就诊，查体发现上腹部振水音，最可能的是

A. 正常
B. 胃内大量液体潴留
C. 腹腔内有大量液体
D. 腹腔内有游离气体
E. 腹腔内有肿块

3. 以下不是全腹膨隆原因的是

A. 腹水
B. 腹内积气
C. 腹内巨大肿块
D. 肥胖
E. 斜疝

4. 腹围正确的测量方法为

A. 患者排尿后平卧，用软尺经脐绕腹一周，测得的周长为腹围
B. 患者排尿后平卧，用软尺绕腹一周，测得的周长为腹围

C. 患者排尿后平卧，用软尺经两髂前上棘绕腹一周，测得的周长为腹围

D. 患者排尿后平卧，用软尺经两侧肋弓下缘绕腹一周，测得的周长为腹围

E. 患者排尿后平卧，用软尺经上腹部绕腹一周，测得的周长为腹围

5. 蛙腹见于下列哪种情况

A. 腹膜有炎症或肿瘤浸润　　　　　　　B. 腹腔大量积液

C. 腹腔大量积气　　　　　　　　　　　D. 腹腔巨大肿瘤

E. 腹壁上的肿物

6. 尖腹见于下列哪种情况

A. 腹膜有炎症或肿瘤浸润　　　　　　　B. 腹腔大量积液

C. 腹腔大量积气　　　　　　　　　　　D. 腹腔巨大肿瘤

E. 腹壁上的肿物

7. 门静脉高压时，腹壁浅静脉的血流方向为

A. 脐以上血流方向由下至上，脐以下血流由上至下

B. 脐以上血流方向由上至下，脐以下血流由下至上

C. 以脐为中心向四周伸展

D. 脐以上血流方向由上至下，脐以下血流由上至下

E. 脐以上血流方向由下至上，脐以下血流由下至上

8. 患者张某，腹部查体见腹壁浅静脉曲张，脐以上血流方向由下至上，脐以下血流由下至上，该患者可能是下列哪种情况

A. 上腔静脉阻塞　　　　　　　　　　　B. 下腔静脉阻塞

C. 门静脉高压　　　　　　　　　　　　D. 髂内静脉阻塞

E. 髂外静脉阻塞

9. 下列有关于腹式呼吸的描述，正确的是

A. 男性以腹式呼吸为主　　　　　　　　B. 小儿以胸式呼吸为主

C. 成年女性以腹式呼吸为主　　　　　　D. 腹水时患者腹式呼吸增强

E. 膈肌麻痹时腹式呼吸增强

10. 上腹部出现明显胃蠕动波，常见于下列哪种疾病

A. 急性胃炎　　　　　　　　　　　　　B. 胃黏膜脱垂

C. 胃癌　　　　　　　　　　　　　　　D. 胃溃疡

E. 幽门梗阻

二、填空题

1. 移动性浊音阳性，提示腹腔内游离液体在（　　　　）以上。液波震颤阳性，提示腹腔内游离液体在（　　　　）以上。水坑征阳性，提示腹腔内游离液体在（　　　　）以上。

2. 肝脏的触诊方法包括（　　　）、（　　　）、（　　　）。

3. 腹部听诊的内容包括（　　　）、（　　　）、（　　　）、（　　　）、（　　　）。

三、简答题

触诊腹部包块时必须注意哪些方面？

（周　鑫　张　丽）

实习九　脊柱、四肢及肛门检查

教学视频

【实习目的】

教师通过示教，学生互相模拟检查，或标准化患者配合检查，使学生掌握脊柱、四肢和肛门的基础知识和正确的检查方法，能够及时地发现异常体征。

【实习目标】

1. 具有全面、系统、正确地检查脊柱、四肢和肛门的能力。能够在临床实践中，依据病史及脊柱、四肢和肛门的查体，形成初步判断并进行鉴别诊断。

2. 具有良好的交流沟通能力，能够与患者、家属、医生和其他卫生专业人员等进行有效的交流。

3. 具有严肃认真、尊重患者隐私、对患者一视同仁等职业道德。

【重点难点】

重点：脊柱、四肢和肛门检查的内容、方法以及常见异常体征。

难点：肛门直肠指检，常见异常体征。

【实习方法】

由教师选择一名男性同学模拟患者，教师边口述边示教。示教结束由学生互相练习，同时做好记录，教师观察纠正，指出不足。在学生练习一段时间后随机抽查 3 名学生进行随堂考核，教师总结学生存在的问题并当堂反馈，最后交代同学课后书写病历，并交教师审阅、修改，教师向学生反馈病历书写出现的问题。

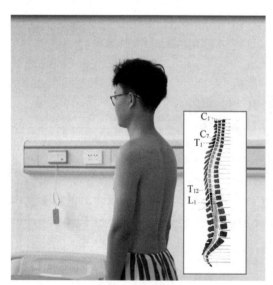

图 1-9-1　脊柱弯曲度

一、脊　　柱

1. 脊柱弯曲度　检查方法为检查者用手指沿患者脊椎棘突，以适当的压力从上向下划压，划压后皮肤出现一条红线，以此观察脊柱有无侧弯。正常脊柱有四个生理性弯曲，即颈段稍向前凸，胸段稍向后凸，腰椎明显向前凸，骶椎明显向后凸，呈"S"状弯曲（图1-9-1）。

2. 脊柱活动度　检查时嘱患者躯干做前屈、后伸、侧弯及旋转等动作，观察脊柱的活动有无受限（图1-9-2）。

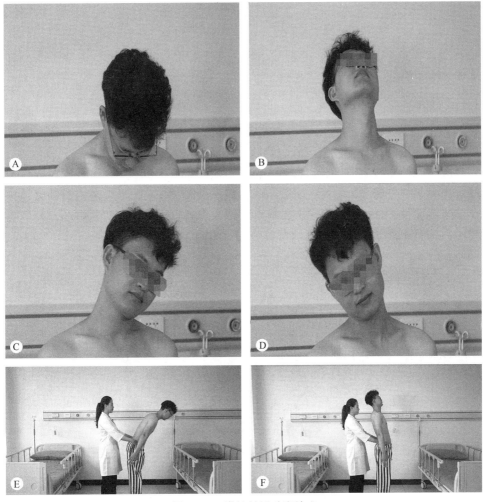

图 1-9-2 脊柱的活动度检查

A. 前屈（颈椎）；B. 后伸（颈椎）；C. 左侧屈（颈椎）；D. 右侧屈（颈椎）；E. 前屈（腰椎）；F. 后伸（腰椎）

3. 脊柱压痛与叩击痛 检查脊柱叩击痛一般有两种方法，一为直接用叩诊锤或手指叩击各脊椎棘突，称为直接叩击法（图 1-9-3A）；二为患者取坐位，检查者将左手掌平放于其头顶部，右手半握拳叩击左手背，观察患者有无疼痛，称为间接叩击法（图 1-9-3B）。疼痛阳性见于腰椎间盘突出、脊柱结核、骨折等。

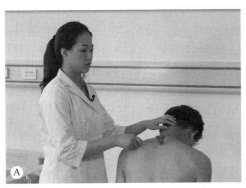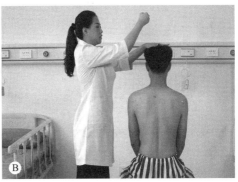

图 1-9-3 脊柱叩击痛的检查

二、四　肢

检查时以视诊和触诊为主，两者互相配合。注意检查腕关节、指关节、膝关节有无形态异常，有无肿胀、压痛及波动感等。

（一）上肢

上肢包括肩、上臂、肘、前臂、腕关节及手。检查时充分暴露，双侧对比检查，观察皮肤有无出血点、斑疹、色素沉着、静脉曲张及瘢痕等。

1. 肩关节　观察双上肢的长度是否一致，双肩外形有无变化。正常双肩对称呈弧形，如肩峰突出，呈"方肩"，常见于肩关节脱位或三角肌萎缩。肩肱关节或肩锁关节脱位，搭肩试验常为阳性（Dugas 征阳性），检查方法为患者一手搭于其对侧肩部，如不能搭上或者搭上后前臂不能紧贴胸部，提示肩关节脱位（图 1-9-4）。

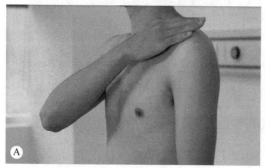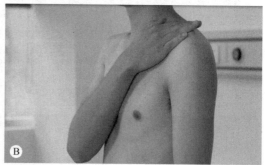

图 1-9-4　Dugas 征

A. 不能紧贴胸壁；B. 正常

2. 肘关节　观察两侧是否对称，肘窝部是否饱满、肿胀。积液和滑膜增生常出现肿胀。脱位可引起外形改变，如桡骨头脱位时，肘窝外下方向桡侧突出；肘关节后脱位时，鹰嘴向肘后方突出。

3. 腕关节与手　观察是否对称、有无畸形，局部有无肿胀隆起，注意有无杵状指、匙状甲等。

（二）下肢

下肢包括臀、大腿、膝、小腿、踝和足。检查时充分暴露，双侧对比检查，观察皮肤有无出血点、斑疹、色素沉着、静脉曲张及瘢痕等。

1. 髋关节　观察双侧是否对称，步态是否一致，有无畸形，有无压痛，活动度是否正常。

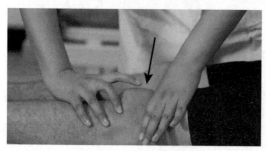

图 1-9-5　浮髌试验

2. 膝关节　观察双侧是否对称，有无内外翻、肿胀、压痛、肿块、摩擦感，活动度是否正常。

3. 浮髌试验　患者平卧于病床上，双下肢伸直，检查者一手虎口卡在患者髌骨上方加压，另一手示指垂直按压患者髌骨后迅速抬手，如感受到髌骨浮动，则为浮髌试验阳性，提示有中等量以上关节积液（50ml）（图 1-9-5）。

4. 侧方压力试验 患者平躺于病床上，医生一手握住患者踝关节向外侧推抬，另一手在其膝关节外上方向内侧推压，如患者膝关节内侧疼痛则为阳性，提示内侧副韧带损伤，如加压相反，患者外侧膝关节疼痛，提示外侧副韧带损伤。

5. 踝关节与足 观察双侧踝关节、双足是否对称，观察有无肿胀、隆起、畸形，有无压痛，活动度是否正常。

三、肛门、直肠及外生殖器检查

1. 外生殖器 一般不查。必要时请专科医生检查。

2. 肛门直肠 检查肛门直肠时，根据病情可以采用不同体位，即肘膝位、左侧卧位、仰卧位、截石位、蹲位。

视诊：有无外痔、脱肛、肛门裂伤、窦道、脓肿、脓血等。

触诊：医生右手示指戴手套并涂抹石蜡等润滑剂，先轻轻按摩肛门括约肌，待肌肉放松后，再顺势插入肛门，先检查括约肌紧张度，再检查内壁是否光滑，有无肿块、波动感等。必要时可检查前列腺有无肿大及压痛。

注意对女性患者进行以上检查，由男性医生进行操作时需有一位女性医护人员或其家属陪同完成。

【测试题】

一、选择题

（一）单项选择题

1. 以下描述脊柱生理性弯曲的说法，错误的是

A. 颈段稍向前凸　　　　B. 胸段稍向后凸　　　　C. 腰椎明显前凸

D. 骶椎明显后凸　　　　E. 骶椎明显前凸

2. 关于脊柱正常活动度，下列说法正确的是

A. 脊柱外伤时可以嘱患者做前屈、后伸等动作　　　　B. 颈椎前屈可达 45°

C. 腰椎后伸可达 60°　　　　D. 胸椎左右侧弯 90°

E. 胸椎旋转 60°

3. 腕关节的功能位，是背伸

A. 0°　　　　B. 5° ～ 15°　　　　C. 20° ～ 25°

D. 30° ～ 40°　　　　E. 40° ～ 50°

4. 浮髌试验阳性见于膝关节

A. 少量积液　　　　B. 中等量积液　　　　C. 大量积液

D. 滑膜增生　　　　E. 髌骨骨折

5. 拾物试验阳性常见于

A. 颈椎病　　　　B. 颈椎间盘突出　　　　C. 腰椎间盘突出

D. 单纯性坐骨神经痛　　　　E. 肩关节脱位

6. 下列对直腿抬高试验的描述，正确的是

A. 检查者一手握患者膝盖一手放在大腿伸侧　　　　B. 正常时可达 130°

C. 阳性为抬高不足 90°　　　　D. 可见于单纯性坐骨神经痛

E. 阳性时不伴有放射性疼痛

7. 下列关于肩关节的描述，错误的是

A. "方肩"见于肩关节脱位或三角肌萎缩　　　　　B. 肩关节外展可达 90°

C. 肩关节周围炎时，关节活动受限，称冻结肩　　D. 肩关节后伸 60°

E. Dugas 征阳性提示肩关节脱位

8. 下列说法正确的是

A. 垂腕症常见于正中神经损伤　　　　　　　　　B. 猿掌常见于桡神经损伤

C. 爪形手见于桡神经损伤　　　　　　　　　　　D. 爪形手见于尺神经损伤

E. 杵状指又称反甲

（二）多项选择题

9. 下列关于膝关节的描述，正确的是

A. 膝外翻双下肢呈 "X" 状　　　　　　　　　　B. 膝外翻见于佝偻病

C. 膝内翻上下肢呈 "X" 状　　　　　　　　　　D. 膝内翻见于佝偻病

E. 膝反张见于膝关节结核

10. 踝关节的活动范围正确的是

A. 内收 25°　　　　　　　B. 外展 25°　　　　　　　C. 内翻 30°

D. 背伸 20°～30°　　　　　E. 外旋 90°

二、填空题

1. 脊柱的间接叩击法，如疼痛阳性见于（　　　）、（　　　）、（　　　）等。

2. 杵状指常见于（　　　）、（　　　）、（　　　）。

3. 内外踝骨折、跟骨骨折、韧带损伤局部均可出现压痛，第 2、3 跖骨头处压痛，见于（　　　）。

三、简答题

简述脊柱侧凸的分类及其病因。

（周　鑫　袁　琳）

实习十　神经系统检查

教学视频

【实习目的】

通过教师示教，学生互相模拟检查，或标准化患者配合检查，使学生掌握神经系统体格检查的正确方法和内容，能够发现异常体征。

【实习目标】

1. 具有全面、系统、正确地检查神经系统体格的能力。熟练地掌握神经系统检查内容、顺序和方法。

2. 具有良好的交流沟通能力，能够与患者、家属、医生和其他卫生专业人员等进行有效的交流。

3. 具有严肃认真、尊重患者隐私、对患者一视同仁等职业道德。

【重点难点】

重点：三叉神经、面神经和舌下神经的检查，肌力检查及分级、共济运动检查，生理反射、病理反射、脑膜刺激征检查。

难点：面神经检查异常表现的临床意义，深反射检查、病理反射检查。

【实习方法】

教师选择一位男性同学模拟患者，教师边口述边示教。示教结束后学生互相练习，教师进行课堂考核并观察纠正，指出不足。学生在练习的同时做好记录，课后书写病历（神经查体部分），交教师审阅、修改，教师阅后反馈病历书写出现的问题。

【实习内容】

神经系统查体包括脑神经检查、感觉功能检查、运动功能检查、神经反射检查。检查应在合适的温度和光线充足的环境中进行，并借助相应的检查工具。

一、脑神经检查

1. 嗅神经 检查前先确定患者是否鼻腔通畅、有无鼻黏膜病变。嘱患者闭目，用患者熟悉的、无刺激性气味的物品依次检查其双侧嗅觉，观察患者有无嗅觉障碍。

2. 视神经 检查包括视力、视野和眼底检查，需要借助相应专业检查仪器。

3. 动眼、滑车、展神经 三对脑神经共同支配眼球运动，可同时检查。检查时需注意睑裂外观、眼球运动、瞳孔及对光反射、调节反射等，详见本部分实习三头颈部检查。

4. 三叉神经 检查包括面部感觉和角膜反射。嘱患者闭眼，依次检查其痛觉、触觉和温度觉。两侧及内外对比，观察患者的感觉反应，同时确定感觉障碍区域。角膜反射详见后述神经反射。

5. 面神经 检查面部表情肌和舌前 2/3 味觉功能。首先观察患者双侧额纹、睑裂、鼻唇沟和口角是否对称。然后嘱患者做皱额、闭眼、露齿、微笑、鼓腮或吹哨动作，观察患者有无病侧额纹减少、不能皱额、不能闭眼、眼裂增大、鼻唇沟变浅、口角歪向健侧或漏气等表现。中枢性瘫痪时皱额、闭眼不影响，只出现病灶对侧下半部面肌的瘫痪。面神经损害者则舌前 2/3 味觉丧失。

6. 位听神经 检查听力及前庭功能。询问患者有无眩晕、平衡失调，检查其有无自发性眼球震颤。

7. 舌咽神经、迷走神经 检查时注意患者有无发音嘶哑、询问有无吞咽困难、呛咳，观察腭垂是否居中，咽反射及舌后 1/3 味觉是否正常。

8. 副神经 检查胸锁乳突肌及斜方肌是否萎缩，耸肩及转颈运动是否正常。

9. 舌下神经 检查时嘱患者伸舌，观察其舌肌有无萎缩，伸舌有无偏斜、肌束颤动。双侧舌下神经麻痹时不能伸舌，单侧麻痹时则舌尖偏向患侧。

二、感觉功能检查

1. 浅感觉检查 包括痛觉、触觉、温度觉检查。用大头针均匀地轻刺患者皮肤，询问患者是否疼痛。用棉签轻触患者的皮肤或黏膜，询问有无感觉。用盛有温热水的试管交替接触患者皮肤，嘱患者辨别冷、热感。

2. 深感觉检查　包括运动觉、位置觉、振动觉检查。

3. 复合感觉检查　包括皮肤定位觉、两点辨别觉、实体觉、体表图形觉。

三、运动功能检查

1. 肌力　检查时令患者做肢体伸屈动作，检查者从相反方向给予阻力，测试患者对阻力的克服力量并注意两侧比较，按照肌力的六级分级法进行分级。

0级：检测不到肌肉收缩，为完全瘫痪。

1级：能检测到肌肉收缩，但肢体不能产生动作。

2级：肢体不能抵抗重力，仅能在水平面移动。

3级：能抵抗重力，但不能抵抗阻力。

4级：能抵抗部分阻力。

5级：正常肌力。

2. 肌张力　检查时嘱患者肌肉放松，检查者根据触摸患者肌肉的硬度以及感知伸屈其肢体时肌肉对被动伸屈的阻力，判断有无肌张力增高或降低。

3. 共济运动

（1）指鼻试验：嘱患者先以示指接触距其前方 0.5m 检查者的示指，再以示指触自己的鼻尖，由慢到快，观察患者是否能指鼻准确，先睁眼、后闭眼重复进行。

（2）跟-膝-胫试验：嘱患者仰卧，上抬一侧下肢，将足跟置于另一下肢膝盖下端，再沿胫骨前缘向下移动，观察动作是否平稳、足跟是否能准确寻到膝盖，先睁眼、后闭眼重复进行。

（3）快速轮替动作：嘱患者伸直手掌并以前臂做快速旋前、旋后动作，观察患者动作是否快速、协调。

（4）闭目难立征：嘱患者双足并拢站立，双手向前平伸先睁眼、后闭眼，观察其姿势是否平衡，若出现身体晃动或倾斜则提示小脑病变；若睁眼时能够站稳而闭眼时不稳，则为感觉性共济失调。

四、神经反射检查

（一）浅反射

浅反射是指刺激皮肤、黏膜或角膜等引起的反射。

1. 角膜反射　嘱患者向内侧注视，医师用棉签絮由患者角膜外缘轻触其角膜，正常时双眼睑急速闭合。观察直接角膜反射、间接角膜反射是否存在，有无减弱或消失。

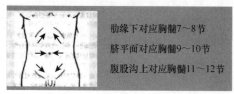

肋缘下对应胸髓7~8节
脐平面对应胸髓9~10节
腹股沟上对应胸髓11~12节

图 1-10-1　腹壁反射

正常反射是对应的局部腹肌收缩；反射消失，可见于
不同平面的胸椎病损

2. 腹壁反射　患者仰卧，双下肢稍屈，腹壁放松，然后检查者用棉签钝头在患者腹壁上沿双侧肋缘下、脐水平、腹股沟三个部位由外向内轻划皮肤，观察其腹肌收缩情况，反射有无减弱或消失（图 1-10-1）。

3. 提睾反射　竹签由下而上轻划股内侧上方皮肤，观察同侧提睾肌是否收缩，睾丸是否上提。

4. 跖反射　患者仰卧，下肢伸直，检查者手持患者踝部，用棉签钝头划其足底外侧，由足跟向前至近小趾跖关节处转向踇趾侧，观察其足跖是否屈曲。

5. 肛门反射　用钝头竹签轻划肛门周围皮肤，观察肛门外括约肌是否收缩。

（二）深反射

刺激骨膜、肌腱经深部感受器完成的反射，称深反射（又称腱反射）。检查时患者肢体肌肉放松，检查者叩击力量要均等，两侧要对比，观察患者深反射是否存在，有无增强、亢进、减弱或消失。

1. 肱二头肌反射　患者前臂屈曲，检查者以左手拇指置于患者肘部肱二头肌肌腱上，右手持叩诊锤叩击检查者左手拇指，观察患者肱二头肌是否收缩，前臂是否快速屈曲，颈髓第 5 ～ 6 节为其反射中枢（图 1-10-2）。

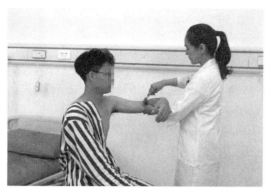

图 1-10-2　肱二头肌反射

2. 肱三头肌反射　患者外展上臂，半屈肘关节，检查者用左手托住其前臂，右手用叩诊锤直接叩击肱三头肌肌腱，观察患者肱三头肌是否收缩引起前臂伸展，颈髓第 6 ～ 7 节为其反射中枢（图 1-10-3）。

3. 桡骨膜反射　患者前臂置于半屈半旋前位，检查者以左手托住其腕部，并使其腕关节自然下垂，检查者用叩诊锤叩其桡骨茎突，观察患者肱桡肌是否收缩，发生屈肘和前臂旋前动作，颈髓第 5 ～ 6 节为其反射中枢（图 1-10-4）。

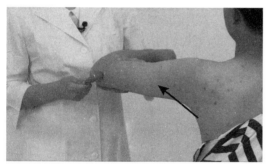

图 1-10-3　肱三头肌反射

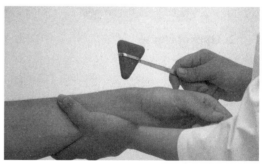

图 1-10-4　桡骨膜反射

4. 膝反射　患者取坐位时小腿完全松弛下垂与大腿成直角（患者卧位时，检查者以左手托起患者膝关节使之屈曲约 120°），检查者持叩诊锤叩击其膝盖髌骨下方股四头肌肌腱，观察患者是否小腿伸展，腰髓第 2 ～ 4 节为其反射中枢（图 1-10-5）。

5. 跟腱反射　患者仰卧，髋及膝关节屈曲，下肢取外旋外展位。检查者左手将患者足部背屈成直角，以叩诊锤叩击其跟腱，观察患者腓肠肌是否收缩，足向跖面屈曲，骶髓第 1 ～ 2 节为其反射中枢（图 1-10-6）。

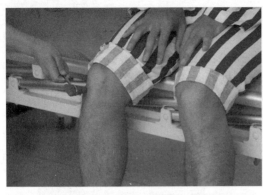

图 1-10-5　膝反射

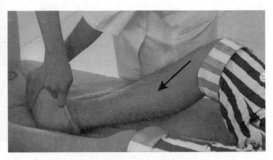

图 1-10-6　跟腱反射

6. 阵挛　阵挛为锥体束以上病变导致的深反射亢进，常见有踝阵挛和髌阵挛。

（1）踝阵挛：患者仰卧，髋与膝关节稍屈，医生一手持患者小腿，一手持患者足掌前端，突然用力使其踝关节背屈并维持。腱反射极度亢进时，患者出现腓肠肌与比目鱼肌发生连续性节律性收缩而致足部呈现交替性屈伸动作。

（2）髌阵挛：患者仰卧，下肢伸直，检查者以拇指与示指控住其髌骨上缘，用力向远端快速连续推动数次后维持推力。腱反射极度亢进时，患者股四头肌发生节律性收缩使髌骨上下移动。

（三）病理反射

1. Babinski 征　患者仰卧，髋及膝关节伸直，检查者手持患者踝部，用棉签钝头由后向前划患者足底外侧至踇趾根部，阳性反应为踇趾背伸，其他四趾呈扇形展开（图 1-10-7）。

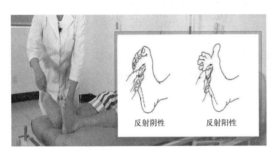

图 1-10-7　Babinski 征

2. Oppenheim 征　弯曲示指及中指沿患者胫骨前缘用力由上向下滑压，阳性反应同 Babinski 征（图 1-10-8）。

3. Gordon 征　拇指和其他四指以适度的力量捏患者腓肠肌部位，阳性反应同 Babinski 征。

4. Hoffmann 征　检查者左手持患者腕关节，右手以中指及示指夹持患者中指稍向上提，使其腕部处于轻度过伸位，然后以拇指迅速弹刮患者中指指甲，阳性反应为其余四指掌屈反应（图 1-10-9）。

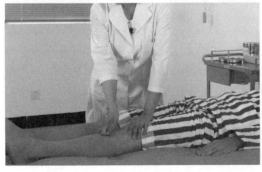

图 1-10-8　Oppenheim 征

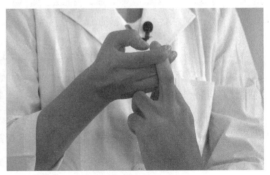

图 1-10-9　Hoffmann 征

（四）脑膜刺激征

1. 颈强直　患者去枕仰卧，检查者以手托扶患者枕部做被动屈颈动作，观察其颈肌抵抗力（图 1-10-10）。检查时排除患者颈部肌肉局部病变或颈椎疾病后感觉到抵抗力增加即为颈强直。

2. Kernig 征　患者仰卧，检查者先将其一侧髋、膝关节屈成直角，再用手抬高其小腿，正常人可将膝关节伸达 135° 以上。阳性反应为抬高小腿在正常度数以内患者即出现伸膝受限并伴有疼痛、屈肌痉挛（图 1-10-11）。

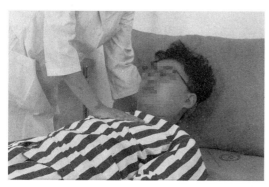

图 1-10-10　颈强直

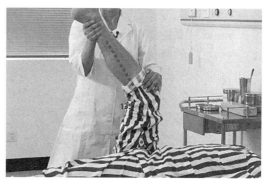

图 1-10-11　Kernig 征

3. Brudzinski 征　患者去枕仰卧，下肢自然伸直，医生左手托住患者枕部，一手置于患者胸前，将其颈前屈，使下颌和胸部贴近。阳性反应为屈颈时两侧膝关节、髋关节同时屈曲（图 1-10-12）。

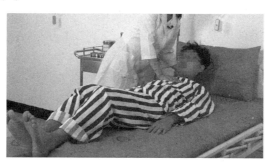

图 1-10-12　Brudzinski 征

【测试题】

一、单项选择题

1. 神经反射的浅反射不包括

A. 角膜反射　　　　　　　　B. 腹壁反射　　　　　　　　C. 提睾反射

D. 肱二头肌反射　　　　　　E. 肛门反射

2. 以下说法正确的是

A. 肱二头肌反射的反射中枢为颈髓第 4 ～ 5 节

B. 肱三头肌反射的反射中枢为颈髓第 6 ～ 7 节

C. 桡骨膜反射的反射中枢为颈髓第 6 ～ 7 节

D. 膝反射的反射中枢为骶髓第 1 ~ 2 节

E. 跟腱反射的反射中枢为腰髓第 2 ~ 4 节

3. 脑膜刺激征包括

A. 颈强直和 Gordon 征、Brudzinski 征的检查

B. 颈强直和 Kernig 征、Brudzinski 征的检查

C. 颈强直和 Kernig 征、Hoffmann 征的检查

D.Babinski 征和 Kernig 征、Brudzinski 征的检查

E. 颈强直和 Kernig 征、Oppenheim 征的检查

4. 对 Babinski 征的表述，不正确的是

A.Babinski 征是锥体束病损时，大脑失去了对脑干和脊髓的抑制作用而出现的异常反射

B.1 岁半以内的婴幼儿由于神经系统发育未完善，也可出现这种反射，不属于病理性

C.用竹签沿患者足底外侧缘，由前向后至足跟部并转向内侧

D.用竹签沿患者足底外侧缘，由后向前至小趾近根部并转向内侧

E.阳性反应为踇趾背伸，余趾呈扇形展开

5. 关于腹壁反射的表述，不正确的是

A. 腹壁反射检查时，患者仰卧，下肢稍屈曲，以使腹壁松弛

B. 用钝头竹签分别沿肋缘下、脐平面及腹股沟上的方向轻划两侧腹壁皮肤

C. 由内向外，左右对比

D. 正常反应是对应的局部腹肌收缩

E. 反射消失，可见于不同平面的胸椎病损

6. 关于生理反射检查的表述，不正确的是

A. 深反射检查时检查者叩击力量要均等，可以只检查一侧

B. 生理反射包括浅反射和深反射

C. 浅反射是指刺激皮肤、黏膜或角膜等引起的反应

D. 深反射是指刺激骨膜、肌腱经深部感受器完成的反射，又称腱反射

E. 检查时患者要合作，肢体肌肉应放松

7. 关于正常深反射的表述，正确的是

A. 肱二头肌反射：肱二头肌收缩，前臂快速伸展

B. 肱三头肌反射：肱三头肌收缩，引起前臂屈曲

C. 桡骨膜反射：肱桡肌收缩，发生伸肘和前臂旋前动作

D. 膝反射：小腿屈曲

E. 跟腱反射：腓肠肌收缩，足向跖面屈曲

8. 关于膝反射的表述，不正确的是

A. 被检查者取坐位或卧位

B. 坐位检查时，患者小腿完全松弛下垂与大腿成直角

C. 卧位检查则患者仰卧，检查者以左手托起其膝关节使之屈曲约 150°

D. 叩击部位为膝盖髌骨下方股四头肌肌腱

E. 反射中枢为腰髓第 2 ~ 4 节

9. 关于 Kernig 征的表述，不正确的是

A. 被检查者仰卧位

B. 下肢屈膝屈髋均成直角

C. 检查者将患者小腿抬高伸膝

D. 正常人膝关节可伸达 120° 以上

E. 如伸膝受阻且伴疼痛与屈肌痉挛，则为阳性

10. 关于 Brudzinski 征的表述，不正确的是

A. 被检查者仰卧位，下肢屈曲

B. 检查者一手托起患者枕部，另一手按于其胸前

C. 当头部前屈时，双髋与膝关节同时屈曲则为阳性

D. 阳性见于脑膜炎、蛛网膜下腔出血和颅内压增高等

E. 是脑膜受激惹的体征

二、填空题

1. 腹壁反射检查时，肋缘下对应（　　　）、脐平面对应（　　　）、腹股沟上对应（　　　）。

2. 病理反射指（　　　）病损时，大脑失去了对（　　　）和（　　　）的抑制作用而出现的异常反射。

3. 脑膜刺激征为脑膜受激惹的体征，见于（　　　）、（　　　）和（　　　）。

三、简答题

病理反射阳性是否均提示锥体束病损？

（王　盼　周　鑫）

实习十一　全身体格检查

【实习目的】

通过教师指导学生互相模拟检查，或标准化患者配合检查，使学生全面、系统地复习全身体格检查的内容和方法，发现异常体征。

【实习目标】

1. 具有全面、系统、正确地进行全身体格检查的能力，并且能够根据患者症状进行重点检查。

2. 具有良好的交流沟通能力，能够与患者、家属、医生和其他卫生专业人员等进行有效的交流。

3. 具有严肃认真、尊重患者隐私、对患者一视同仁等职业道德。

【实习方法】

学生之间互相练习，教师观察纠正，解答疑问，指出不足。学生在练习的同时做好记录，整理检查内容，课后书写病历，交教师审阅、修改，教师向学生反馈病历书写出现的问题。

【实习内容】

一、全身体格检查的基本要求

1.全身体格检查的内容既要全面、系统，又要根据患者的具体情况突出重点检查部位。

2.全身体格检查一般要按从头到脚分段进行，同时根据病情有一定的灵活性。

3.强调边检查边思考，并适当与患者交流，以获取准确信息。

二、全身体格检查内容及顺序

1. 取卧位时　取卧位时的全身体格检查的内容及顺序为：一般情况和生命体征→头颈部→前、侧胸部（心、肺、乳房）→（患者取坐位）背部（肺、脊柱、肾区、骶部）→（患者取卧位）腹部→上、下肢→肛门、直肠→外生殖器→神经系统（患者取站立位）。

2. 取坐位时　取坐位时的全身体格检查的内容及顺序为：一般情况和生命体征→上肢→头颈部→背部（肺、脊柱、肾区、骶部）→（患者取卧位）前胸、侧胸部（心、肺、乳房）→腹部→下肢→肛门、直肠→外生殖器→神经系统（患者取站立位）。

三、全身体格检查的基本项目

1. 一般检查与生命体征

（1）观察发育、营养、面容、表情、意识、姿势、步态等一般状态。

（2）监测生命体征（体温、脉搏、呼吸和血压）。

2. 头颈部

（1）头颅外形、毛发、异常运动及头颅触诊。

（2）视诊双眼、眉毛、眼睑、球结膜和巩膜。

（3）检查睑结膜、瞳孔及眼球运动。

（4）耳、鼻及鼻窦。

（5）口唇、牙和牙龈、口腔黏膜、咽和扁桃体、吞咽反射。

（6）面神经、三叉神经的运动支和感觉支、舌下神经。

（7）颈部外形和皮肤，颈动、静脉搏动情况。

（8）头颈部淋巴结。

（9）甲状腺、气管的检查。

（10）听诊颈部（甲状腺、血管）杂音。

3. 前、侧胸部

（1）观察胸部外形、对称性、皮肤和呼吸运动等。

（2）双侧乳房视诊、触诊。

（3）左、右腋窝淋巴结检查。

（4）胸壁弹性、压痛、双侧胸壁呼吸动度、语颤、胸膜摩擦感的触诊。

（5）双侧肺尖、前胸、侧胸叩诊和听诊。

（6）观察并触诊心尖和心前区搏动。

（7）叩诊左、右心浊音界。

（8）按顺序听诊二尖瓣区、肺动脉瓣区、主动脉瓣区、主动脉瓣第二听诊区、三尖瓣区（心音、杂音和摩擦音）。

4. 背部

（1）观察脊柱、胸廓外形和呼吸运动。

（2）双侧胸廓活动度、语颤和胸膜摩擦感。

（3）叩诊双侧后胸部、肺下界和肺下界活动度。

（4）听诊双侧后胸部，语音共振有无异常改变。

（5）脊柱触诊和叩诊。

（6）检查双侧肋脊点和肋腰点有无压痛，肋脊角有无叩痛。

5. 腹部

（1）观察腹部外形、对称性、皮肤、脐和腹式呼吸等。

（2）听诊肠鸣音和血管杂音。

（3）叩诊肝上、下界，检查有无叩痛，叩诊移动性浊音。

（4）全腹的深浅触诊（正常情况下自左下腹开始，按逆时针方向进行；当有腹部病变时，先触诊健侧，后触诊患侧）。

（5）肝脏的触诊和肝颈静脉回流征的检查。

（6）胆囊的检查。

（7）脾和肾的触诊。

（8）腹壁反射。

6. 上下肢、关节、肌力和反射的检查。

7. 肛门、直肠和外生殖器的检查（必要时）。

8. 共济运动、步态和腰椎运动的检查。

【测试题】

简述不同体位时全身体格检查的顺序。

（蒲 霞 袁 琳）

实习十二 临床见习

【实习目的】

通过教师临床示教，学生掌握问诊及体格检查的方法，掌握入院记录的规范书写。

【实习目标】

1. 具有正确的问诊方法和技巧。

2. 具有全身系统体格检查及各专科重点体格检查的技能。

3. 具有正确书写住院病历的能力。

4. 具有良好的医患交流沟通能力，具有严肃认真、尊重患者隐私、对患者一视同仁等职业素养。

【重点难点】

重点：问诊的方法和技巧；全身系统体格检查和各专科重点体格检查。

难点：问诊技巧及全身系统体格检查。

【实习方法】

由教师选择一合适的患者进行问诊查体示教，学生从旁学习问诊及查体方法和注意事项，并在教师指导下进行练习，做好记录，整理问诊查体内容，书写病历，交教师审阅、修改，教师阅后反馈评讲。

【实习内容】

一、介绍病房实习注意事项

1. 遵守病房规则、听从病区工作人员的指导，未经教师允许不得擅自进入病区，在没有掌握基本检查方法前不能检查患者。对患者的态度既要严肃，又要和蔼、热情，特别注意语言对患者的影响。

2. 要同情、爱护、体贴患者，避免因实习给患者增加痛苦。

3. 要注意衣帽整洁，不穿戴工作衣帽者不能进实习病房。做好隔离工作，接触患者前后要洗手。

二、医院组织形式和各级人员工作职责

病房工作主要由医师、护士来完成。医师分为主任医师、主治医师、住院总医师、住院医师和实习医师五级。主任医师在科主任领导下，指导全部医疗、教学、科研和师资培养的工作；主治医师负责确定患者的检查及治疗方法；住院总医师是在科主任直接领导下督促检查、治疗计划的执行，协助主治医师、住院医师指导实习医师完成实习工作；住院医师在主治医师的指导下，具体完成患者的检查治疗工作和临床教学工作；实习医师没有独立处理患者的权力。

护士分为护士长、护士、助理护士和实习护士，负责医嘱的执行、患者的护理和饮食工作。

三、病历的内容及顺序

病历内容包括入院记录、入院病历、门诊病历、病程记录、交接班记录、会诊记录、各种辅助检查及治疗的记录（如化验记录单、手术记录单、治疗单等），转出或转入记录，出院记录或死亡记录等。

四、问诊方法及注意事项

1. 使用恰当的言语或体语表示愿意尽自己所能解除患者的病痛和满足他的要求，缩短医患之间的距离、建立良好的医患关系，改善互不了解的生疏局面。

2. 尽可能地让患者充分陈述和强调他认为重要的情况和感受，只有在患者陈述内容

离病情太远时，才需要根据陈述的主要线索灵活地把话题转回，切不可生硬地打断患者的叙述，甚至主观推测患者的亲身感受。

3. 追溯首发症状开始的确切时间，直至目前的演变过程。如有几个症状同时出现，必须确定其先后顺序，并将所获得的资料按时间顺序写出主诉或现病史，如此才能准确地反映疾病发展的过程。

4. 在问诊两个项目之间需使用过渡语言，即向患者说明将要讨论的新话题和理由，使患者不感到困惑。

5. 根据具体情况采用不同类型的问题。遵循从一般提问到直接提问的原则，如"你哪里不舒服？"到"你的疼痛是锐痛还是钝痛？"避免诱导性提问、责难性提问及连续性提问，否则可能遗漏重要信息，甚至得到错误的信息。

6. 提问时注意系统性和目的性。杂乱无章的重复提问会降低患者对医生的信任和期望。

7. 询问病史的每一部分结束时对阳性发现进行归纳小结，可唤起医生的记忆和理顺思路，同时让患者知道医生有无理解他的病史，并提供核实所述病情的机会。

8. 避免医学术语。不同文化背景的患者对各种医学词汇的理解有较大差异，询问难懂的术语时应做适当解释后再使用。如"你是否有过血尿，换句话说就是有没有尿色变红的情况"。

9. 为了收集到尽可能准确的病史，有时医生要引证核实患者提供的信息。如患者用了诊断术语，需通过询问当时的症状和检查等以核实资料是否可靠。

10. 仪表、礼节和友善的举止，有助于发展与患者的和谐关系，获得患者的信任，使得患者讲出原想隐瞒的敏感事情。

11. 恰当地运用一些评价、赞扬和鼓励语言，使患者受到鼓舞后积极提供信息。

12. 询问患者的经济情况和精神支撑，鼓励患者寻找经济和精神上的支持和帮助，有时可介绍一些能帮助患者的个人和团体。

13. 医生应明白患者的期望，了解患者的确切就诊目的和要求，从而为患者提供适当的信息和指导。

14. 当患者答非所问或依从性差时，多因患者没有理解医生的意思，此时可巧妙地提出假设情况，看患者能否做出适当反应。

15. 医生遇到不清楚的问题时，不能随便应付、不懂装懂，应当提供自己了解的情况供患者参考，并请患者向专科咨询解决问题。

16. 问诊结束时，应感谢患者的合作、暗示医患合作的重要性，并说明下一步诊治计划等。

五、体 格 检 查

（详见本部分实习二至实习十一）。

六、入院记录的书写

学生将问诊和查体获得的资料进行归纳，按主诉、现病史、既往史、个人史、婚姻史、月经史（女性患者）、生育史、家族史、体格检查、辅助检查、初步诊断、医师签名的顺序书写，教师进行审阅及现场评讲。学生们的理论课程知识通过病历的书写得到实践，同时在应用实践的过程中，巩固理论知识。

【测试题】

一、单项选择题

1. 问诊的语言避免使用

A. 礼节性的开始　　　　　　　　B. 开放式提问

C. 不同项目间使用过渡语言　　　D. 诊断性术语

E. 着重追问重点问题

2. 下列属于诱导性提问的是

A. 您哪里不舒服？　　　　　　　B. 什么时候会发病呢？

C. 胸口痛的时候会向左手放射吗？　D. 有没有什么时候会加重或缓解？

E. 疼痛是持续的还是间断性的？

3. 下列不属于医学术语的是

A. 心悸　　　　　　　　　　　　B. 感冒

C. 肚子胀　　　　　　　　　　　D. 中耳炎

E. 血尿

4. 关于主诉不正确的描述是

A. 患者最主要的痛苦或最明显的症状或体征

B. 可反映持续时间

C. 本次就诊的主要原因

D. 不能反映病情的轻重缓急

E. 提供对某系统疾病的诊断线索

5. 问诊时，不恰当的是

A. 您头痛具体的部位在哪　　　　B. 是不是同时有耳鸣

C. 去哪里就诊过　　　　　　　　D. 有没有伴随头晕的感觉

E. 腹痛是什么性质的

6. 问诊时应当

A. 随意打断患者的陈述

B. 可主观推测患者的亲身感受

C. 让患者充分地陈述和强调他认为重要的情况和感受

D. 对患者的误解可以责难

E. 直接引用患者提供的病史

7. 引用患者提供的既往诊断时需要确认

A. 当时的症状　　　　　　　　　B. 医院的检查结论

C. 治疗方案　　　　　　　　　　D. 疗效如何

E. 以上均是

8. 遇到不清楚的问题时，医生应当

A. 提出意见供患者参考，并请患者咨询专科医生

B. 可随意解答

C. 直接回答不知道

D. 凭印象安排更多辅助检查作参考后回答

E. 可不懂装懂后翻书确认

9. 不可随意对哪种患者赞扬或鼓励

A. 糖尿病患者

B. 高血压患者

C. 精神障碍患者

D. 高血脂患者

E. 骨折患者

10. 问诊过程中医生不应当

A. 举止友善

B. 指责其他医生

C. 了解患者的诊治需求

D. 进行健康教育

E. 可为患者寻求经济上的支持和帮助

二、填空题

问诊的医德要求包括（　　　）、（　　　）、（　　　）、（　　　）、（　　　）。

三、简答题

入院记录的内容包括哪些部分？

（蒲　霞　胡跃宣）

实习十三　常见疾病的主要症状和体征

大叶性肺炎

【概述】

大叶性肺炎是指病原体先在肺泡引起炎症，经肺泡间孔向其他肺泡扩散，致使部分肺段或整个肺段、肺叶发生炎症。

【症状】

发热、咳嗽、咳痰，或原有呼吸道症状加重，并出现脓性痰或血痰，伴或不伴胸痛。病变范围大者可有呼吸困难、呼吸窘迫。重症时可出现呼吸频率加快、鼻翼扇动、发绀。

【体征】

早期体征无明显异常，晚期出现实变时，叩诊肺部呈浊音，触诊双侧语颤增强，听诊肺部可闻及支气管呼吸音，也可闻及湿啰音。

慢性阻塞性肺疾病

【概述】

慢性阻塞性肺疾病（COPD）简称慢阻肺，是以持续气流受限为特征的可以预防和治疗的疾病，其气流受限多呈进行性发展，与气道和肺组织对香烟烟雾等有害气体或有害颗粒的异常慢性炎症反应有关。

【症状】

慢性咳嗽、咳痰、气短或呼吸困难、喘息和胸闷,晚期有体重下降、食欲减退等。

【体征】

1. 视诊 胸廓前后径增大,前后径与左右径的比值约为 1∶1,肋间隙增宽,称为桶状胸。部分患者呼吸变浅,频率加快。

2. 触诊 双侧语颤减弱。

3. 叩诊 双肺呈过清音,心浊音界缩小,肺下界和肝浊音界下降。

4. 听诊 双肺呼吸音减弱,呼气时间延长,部分患者可闻及湿啰音或干啰音。

(黎秋晗)

气　胸

【概述】

气体进入密闭的胸膜腔,使胸膜腔呈积气状态,称为气胸。气胸分为自发性气胸、外伤性气胸和医源性气胸。

【症状】

常在正常活动或安静休息时发生,有持重物、屏气、剧烈体力活动或咳嗽等诱因。大多数起病急骤,患者突感一侧胸痛,继之胸闷,进行性呼吸困难,可伴刺激性咳嗽,无痰,难以平卧或呈被迫健侧卧位,气胸侧向上以减轻呼吸困难。张力性气胸患者呼吸困难严重,伴表情紧张、烦躁不安、发绀、大汗、脉速、虚脱、心律失常,甚至出现意识不清、呼吸衰竭。

【体征】

少量气胸,体征常不明显,听诊呼吸音可减弱。大量气胸则患侧胸部隆起,肋间隙变宽,气管、心脏移向健侧,呼吸运动减弱,触觉、语颤减弱或消失,叩诊患侧呈过清音或鼓音,听诊患侧呼吸音减弱或消失。

支气管哮喘

【概述】

支气管哮喘是一种以变态反应为主的气道慢性炎症性疾病。

【症状】

发作前常有过敏原接触史,出现反复发作的喘息、气急、胸闷或咳嗽等症状。大多患者在夜间及凌晨发作或加重。幼年或青少年期多在运动时出现。可在数分钟内发生,持续数小时至数天。多数患者可自行缓解或经平喘药物治疗后缓解。

【体征】

患者因严重的呼气性呼吸困难而被迫取端坐位，大汗淋漓，发绀。胸廓饱满，呼吸动度减小，语音共振减弱。双肺叩诊呈过清音。双肺闻及散在或弥漫性、以呼气性为主的哮鸣音，呼气相延长。重症患者，双肺哮鸣音减弱，甚至完全消失。

（袁　琳）

慢性心力衰竭

慢性心力衰竭，是各种心脏结构或功能性疾病，导致心室充盈和（或）射血功能受损，心排血量不能满足机体组织代谢的需要，以肺循环和（或）体循环淤血，器官、组织血液灌注不足为临床表现的一组综合征。

一、慢性左心衰竭

【症状】

1. 出现程度不同的呼吸困难，包括劳力性呼吸困难、端坐呼吸、夜间阵发性呼吸困难、急性肺水肿。

2. 咳嗽、咳痰、咯血。咳嗽、咳痰开始常于夜间发生，坐位或立位时减轻，咳白色浆液性泡沫痰为其特点，偶可见痰中带血丝。长期慢性肺淤血导致肺静脉压力升高，使支气管黏膜下侧支循环形成，此种血管一旦破裂可出现大咯血。

3. 器官、组织灌注不足及代偿性心率加快导致疲倦、乏力、运动耐量减低、头晕、心慌等症状。

4. 随着外周循环血容量的减少，肾血流量会明显减少，出现少尿或肾功能异常。

【体征】

1. 肺部湿啰音　由于肺毛细血管压力的升高，液体渗出到肺泡，听诊肺部出现湿啰音。随着病情加重，肺部啰音可至全肺。

2. 心脏体征　除基础心脏病的固有体征外，一般均伴有心脏扩大，相对性二尖瓣关闭不全的反流性杂音，肺动脉瓣区第二心音亢进，舒张期奔马律。

二、慢性右心衰竭

【症状】

1. 消化道症状　胃肠道及肝淤血而导致的恶心、呕吐、腹胀、食欲缺乏等是右心衰竭最常见的症状。

2. 呼吸困难　单纯性右心衰竭有明显的呼吸困难；在左心衰竭的基础上或二尖瓣狭窄发生右心衰竭时，因肺淤血减轻，呼吸困难较左心衰竭轻。

【体征】

1. 水肿 体静脉压力升高使皮肤软组织出现水肿，特征为首先出现身体低垂部位的凹陷性、对称性水肿。也可表现为胸腔积液，以双侧多见，如为单侧，则以右侧更为多见。

2. 颈静脉征 右心衰竭的主要体征表现为颈静脉搏动增强、充盈、怒张，肝颈静脉反流征阳性则更具有特征性。

3. 肝大 肝因淤血肿大常伴压痛，持续性慢性右心衰竭可致心源性肝硬化，晚期可出现黄疸及腹水。

4. 心脏体征 除基础心脏病的相应体征外，可出现因右心室显著扩大进而出现三尖瓣关闭不全的反流性杂音。

三、全心衰竭

全心衰竭见于心脏病晚期，可同时具有左、右心衰竭的临床表现。因左心衰竭发展成为全心衰竭的患者，由于右心排血量减少，阵发性呼吸困难等肺淤血症状反而有所减轻。

急性心力衰竭

【概述】

急性心力衰竭指心力衰竭急性发作和（或）加重的一种临床综合征，可表现为急性新发或慢性心力衰竭急性失代偿。

【症状】

突发严重呼吸困难，强迫坐位、面色灰白、大汗、口唇发绀、烦躁，同时不断咳嗽，咳粉红色泡沫痰。极重者可有神志模糊。发病时可有一过性血压升高，病情如未缓解，可发生休克。

【体征】

听诊时两肺布满湿啰音及哮鸣音，心率快，心尖部第一心音减弱，同时伴有舒张早期第三心音奔马律及肺动脉瓣第二心音亢进。胸部 X 线片：早期间质肺水肿或严重肺水肿。

（张　丽）

心 包 积 液

【概述】

心包积液指心包腔内积聚过多液体。由于心包腔内压力增高致使心脏舒张受阻，影响静脉回流，心室充盈及排血均随之降低。大量心包积液或急性心包积液量较大时可以出现急性心脏压塞而危及生命。

【症状】

呼吸困难、胸闷、心悸等，还可出现上腹部疼痛、肝大、全身水肿、胸腔积液或腹水，重症患者可出现休克。

【体征】

一、心 脏 体 征

1. 视诊　心尖冲动明显减弱甚至消失。缩窄性心包炎可发现库斯莫尔（Kussmaul）征，即因吸气时周围静脉回流增多而缩窄的心包使心室失去适应性扩张的能力，致静脉压增高，患者吸气时颈静脉扩张更明显。

2. 触诊　心尖冲动减弱难以触及。

3. 叩诊　心脏叩诊浊音界向两侧扩大，且随体位改变；卧位时心底部浊音界增宽，坐位则心尖部增宽。

4. 听诊　大量心包积液时，心率较快，心音低而遥远，可于左肩胛骨下闻及支气管呼吸音。缩窄性心包炎时可闻及心包叩击音。

二、其 他 体 征

大量心包积液时脉压变小，脉搏可减弱或出现奇脉。大量心包积液影响静脉回流，出现颈静脉怒张、肝大、肝颈静脉回流征阳性、腹水及下肢水肿等体循环淤血表现。

急性 ST 段抬高型心肌梗死

【概述】

急性 ST 段抬高型心肌梗死（STEMI）是指急性心肌缺血性坏死，大多在冠状动脉病变的基础上，发生冠状动脉血供急剧减少或中断，使相应的心肌严重而持久地急性缺血所致。

【症状】

1. 疼痛　最先出现的症状，多于清晨发生，且常发生于安静时程度较重，持续时间较长，患者常烦躁不安、出汗、恐惧，胸闷或有濒死感。

2. 全身症状　可出现发热、心动过速、白细胞增高和红细胞沉降率（血沉）增快等，体温一般在 38℃左右，持续约一周。

3. 胃肠道症状　疼痛剧烈时常伴有频繁的恶心、呕吐和上腹胀痛、肠胀气。

4. 心律失常　见于 75%～95% 的患者，多发生在起病 1～2 天，以 24 小时内最为多见，可伴乏力、头晕、晕厥等症状。

5. 低血压和休克　休克多在起病后数小时至数日内发生，表现为烦躁不安、面色苍白、脉细而快、皮肤湿冷、大汗淋漓、尿量减少（< 20ml/h）、神志迟钝，甚至晕厥。

6. 心力衰竭　表现为呼吸困难、咳嗽、发绀、烦躁等症状，严重者可发生肺水肿，随后可有颈静脉怒张、肝大、水肿等右心衰竭表现。

【体征】

一、心 脏 体 征

1. 视诊　无特殊变化。

2. 触诊　当出现反应性纤维性心包炎时，触诊时有心包摩擦感。

3. 叩诊　心脏浊音界可正常，也可轻至中度增大。

4. 听诊　心率多增快，少数也可减慢。心尖区第一心音减弱，可出现第四心音（心房性）奔马律，少数有第三心音（心室性）奔马律。二尖瓣乳头肌功能失调或断裂时，心尖区可出现粗糙的收缩期杂音或伴收缩中晚期喀喇音；室间隔穿孔时，可在胸骨左缘第 3～4 肋间出现粗糙的收缩期杂音伴有震颤，也可出现各种心律失常。

二、其 他 体 征

血压：除极早期血压可增高外，几乎所有患者都血压降低。起病前有高血压者，血压可降至正常，且可能不再恢复到起病前的水平。

（王　盼）

消化性溃疡

【概述】

消化性溃疡（peptic ulcer）主要指发生在胃、十二指肠，深达黏膜肌层的慢性溃疡。溃疡的形成与胃肠道黏膜在某种情况下被胃酸和胃蛋白酶消化的作用有关，是一种常见病和多发病。

【症状】

上腹部疼痛是消化性溃疡的主要症状。胃溃疡的疼痛多位于中上腹部稍偏高处、剑突下或剑突下偏左处。十二指肠溃疡的疼痛多位于中上腹部、脐上方或脐上偏右处。胃或十二指肠后壁溃疡特别是穿透性溃疡的疼痛可放射至背部。疼痛范围直径多为数厘米。疼痛性质不一，常为持续性钝痛、隐痛、胀痛、烧灼样痛、饥饿痛等。急性发作时亦可有剧痛，如绞拧或刀割样痛。当溃疡穿透至浆膜层或穿孔，即可出现持续性剧痛。消化性溃疡的疼痛与进餐有一定关系。胃溃疡的疼痛多在餐后 1 小时内发生，经 1～2 小时逐渐缓解，至下一次餐后再重复出现上述规律，呈进餐—疼痛—缓解的规律。十二指肠溃疡的疼痛则多发生在两餐之间，持续至下一次进餐后缓解，呈疼痛—进餐—缓解的规律，又称空腹痛，也可出现夜间痛，午夜及清晨 1 时发生疼痛，口服制酸药物、抑酸药物或稍进食物后疼痛可缓解。上腹疼痛可持续数天、数周、数月，继以较长时间的缓解期，之后又复发，一年四季均可发病，但好发季节为秋末或春初，与寒冷有明显关系。

其他症状：常有餐后腹胀、反酸、嗳气、胃灼热、流涎、恶心、呕吐、食欲不振、便秘，因食后疼痛发作以致惧怕进食而使体重减轻等症状。

【体征】

患者多数为瘦长体型，腹上角呈锐角。消化性溃疡缺乏特异性体征，在溃疡活动期多数患者有上腹部局限性轻压痛，胃溃疡压痛点常偏左，十二指肠溃疡压痛点常偏右，少数患者可有贫血和营养不良的体征。后壁溃疡穿孔，可有背部皮肤感觉过敏区和明显压痛。出血时可见全身皮肤黏膜苍白。

急性胆囊炎

【概述】

急性胆囊炎（acute cholecystitis）是胆囊管梗阻和细菌感染引起的炎症。约 95% 的患者可有胆囊结石，称结石性胆囊炎；5% 的患者胆囊无结石，称非结石性胆囊炎。

【症状】

以女性多见，50 岁前为男性的 3 倍，50 岁后为男性的 1.5 倍，主要是上腹部疼痛，开始时仅有上腹胀痛不适，逐渐发展至呈阵发性绞痛；常夜间发作，饱餐、进食肥腻食物常诱发。疼痛放射到右肩、肩胛和背部。伴恶心、呕吐、厌食、便秘等消化道症状。如病情发展，疼痛可为持续性、阵发加剧。患者常有轻至中度发热，通常无寒战，可有畏寒；也可出现寒战高热，表明病变严重，如胆囊坏疽、穿孔或胆囊积脓，或合并急性胆管炎。10% ～ 20% 的患者可出现轻度黄疸。10% ～ 15% 的患者可因合并胆总管结石导致黄疸。

【体征】

右上腹胆囊区域可有压痛，程度因个体而有差异，炎症波及浆膜时可有腹肌紧张及反跳痛，墨菲征阳性。有些患者可触及肿大胆囊并有触痛。如胆囊被大网膜包裹，则形成边界不清、固定压痛的肿块；如发生坏疽、穿孔则出现弥漫性腹膜炎表现。

（周　鑫）

急性胰腺炎

【概述】

急性胰腺炎（AP）是多种病因导致胰腺组织自身消化所致的胰腺水肿、出血及坏死等炎性损伤。临床上以急性上腹痛、血淀粉酶或脂肪酶升高为特点。

【症状】

1. 轻症　持续性中上腹痛，程度较轻，进食加剧，3 ～ 5 天缓解；伴恶心、呕吐及腹胀，呕吐后腹痛不减轻；持续 3 ～ 5 天中度以上发热；伴脱水、低血钾，呕吐频繁可有代谢性碱中毒。

2. 重症　腹痛持续、剧烈，阵发加剧，引起全腹痛；出现麻痹性肠梗阻时腹胀明显；持续发热一周以上不退甚至逐日升高、白细胞升高，怀疑继发感染；可有明显脱水与代谢性酸中毒、低钙血症、糖尿病酮症酸中毒、高渗性昏迷；有效血容量不足导致低血压或休克，可并发消化道出血，甚至猝死。

【体征】

1. 轻症　腹痛体征较轻，可有腹胀、肠鸣音减少，无肌紧张、反跳痛。

2. 重症

视诊：伴麻痹性肠梗阻时可有明显腹胀；胰酶、坏死组织及出血沿腹膜间隙与肌层渗入腹壁下，致两侧肋腹部皮肤呈暗灰蓝色，称 GreyTurner 征，致脐周皮肤发绀，称卡伦征；胰头水肿或脓肿等原因压迫胆总管时，可出现黄疸。

听诊：肠鸣音减弱或消失。

叩诊：可出现移动性浊音。

触诊：上腹或全腹压痛明显，伴肌紧张、反跳痛，即典型腹膜炎三联征。并发脓肿时可扪及有明显压痛的包块。

急性阑尾炎

【概述】

急性阑尾炎是由于各种原因导致阑尾管腔阻塞、细菌入侵造成阑尾缺血，最终引起梗死和坏疽的最常见外科急腹症。

【症状】

主要症状是腹痛，早期为上腹部或脐周痛，4～6 小时出现定位清楚的右下腹疼痛，不同类型阑尾炎的腹痛性质存在差异。大多常伴恶心、呕吐、便秘、腹泻、腹胀及轻度发热等。

【体征】

1. 视诊 患者常呈急性病容，表情痛苦。

2. 听诊 肠鸣音减弱或消失。

3. 叩诊 无特征性体征。

4. 触诊 早期上腹或脐周轻压痛，4～6 小时右下腹麦氏点压痛、反跳痛显著并固定，是诊断阑尾炎的重要依据。当阑尾坏死穿孔后，右下腹压痛、反跳痛更明显，并伴局部肌紧张。

其他辅助诊断体征：结肠充气试验（Rovsing 征）、腰大肌试验（腰大肌征）、闭孔肌试验、经肛门直肠指检。

（胡跃宣）

第二部分　心电图检查

【实习目的】

通过教师讲解，学生实际测量、分析，使学生掌握心电图的分析、诊断方法。

【实习目标】

1. 具有心电图基本测量和分析的能力。
2. 具有分析和诊断正常心电图、常见心律失常的能力。
3. 熟悉心电图图形产生的原理。
4. 具有严肃认真、尊重患者隐私、对患者一视同仁等职业道德。

【重点难点】

1. 心电图图形的基本测量及正常值。
2. 正常心电图、常见心律失常的诊断要点。

【实习方法】

教师用实际图例演示心电图的基本测量方法，演示心电图分析步骤。学生对图形进行测量，并记录测量数据，按心电图分析步骤，得出心电图诊断，由教师检查并指导、修正。

【实习内容】

一、正常心电图

1. P 波　P 波代表左、右心房除极的时间与电位变化。一般呈钝圆形，可有轻微切迹。在 Ⅰ、Ⅱ、aVF、V_4、V_5、V_6 导联波直立，aVR 导联向下，其余导联双向，倒置或低平均可。P 波宽度 < 0.12 秒，振幅在肢导联 < 0.25mV，胸导联 < 0.2mV。有切迹时，峰距 < 0.04 秒。

2. P—R 间期　从 P 波起点至 QRS 波群起点的间距，代表心房除极到心室除极的时间。P—R 间期正常值为 0.12 ~ 0.20 秒。

3. QRS 波群　代表两心室除极和最早复极的电位与时间变化。QRS 波时间 < 0.12 秒，V_1、V_2 导联呈 rS 波形，R_{V_1} < 1.0mV。V_5、V_6 导联呈 qR、qRs、Rs 或 R 型，R 波振幅 < 2.5mV。V_3、V_4 振幅 R 波 ≈ S 波。V_1 ~ V_6R 波逐渐升高，S 波逐渐降低。Ⅰ、Ⅱ、aVF 主波向上，aVR 主波向下，R_{aVR} < 0.5mV，$R_Ⅰ$ < 1.5mV，R_{aVL} < 1.2mV，R_{aVF} < 2.0mV。Q 波时间 < 0.03 秒，振幅 < 1/4R（aVR 除外），V_1、V_2 不应出现 QR 波或 Qr 波，但偶尔可呈 QS 波。

4. J 点　QRS 波的终末与 ST 段起始的交界点，复极提前，J 点上移。

5. ST 段　代表心室早期复极的电位变化。自 QRS 波群终点到 T 波起点的一段水平线。ST 段一般为一等电线，ST 段下移 < 0.05mV。ST 段抬高，V_1、V_2 < 0.3mV，V_3 <

0.5mV，V_4、V_6 及肢导联 < 0.1mV。

6. T 波　代表心室快速复极，T 波方向与 QRS 波主波方向一致，T 波在Ⅰ、Ⅱ、V_4、V_5、V_6 向上，aVR 向下。Ⅲ、aVL、aVF、V_1、V_2、V_3 可向上、双向或向下。T 波振幅 > 同导联 R 波的 1/10R，但Ⅲ、aVL、aVF、V_1、V_2、V_3 除外。

7. Q—T 间期　指 QRS 起始至 T 波终点的间距，代表心室肌除极和复极全过程的总时间，Q—T 间期与心率密切相关。QT_C 为校正 Q—T。$QT_C = QT/VR—R$，$QT_C < 0.44$。

8. U 波　T 波之后 0.02 ～ 0.04 秒出现振幅很小的波。方向与 T 波方向一致，小于同导联 T 波。V_3、V_4 较明显，增高常见于低钾、奎尼丁服用后。

正常心电图见图 2-0-1。

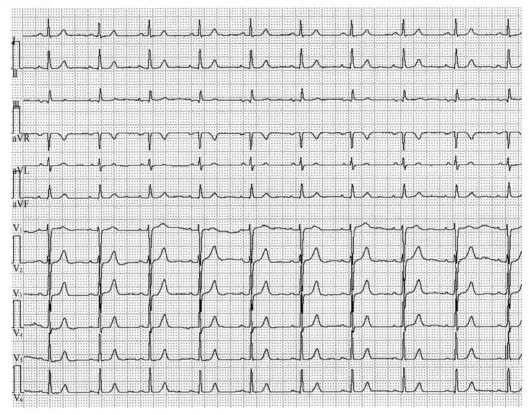

图 2-0-1　正常心电图

二、异常的心电图

（一）窦性心律失常

窦性心律：P 波规律出现，P 波在Ⅰ、Ⅱ、aVF、V_4 ～ V_6 导联直立，aVR 倒置，正常频率为 60 ～ 100 次 / 分，大于 100 次 / 分为窦性心动过速（图 2-0-2）。小于 60 次 / 分为窦性心动过缓（图 2-0-3）。P—P 间距不等，同一导联 P—P 间期差值 > 0.12 秒，为窦性心律不齐（图 2-0-4）。规则的 P—P 间距中突然出现 P 波脱落，形成长的 P—P 间距，长 P—P 间距与正常 P—P 间距不成倍数关系，称为窦性停搏（图 2-0-5）。

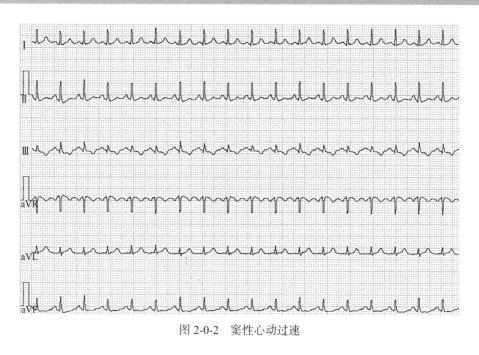

图 2-0-2 窦性心动过速

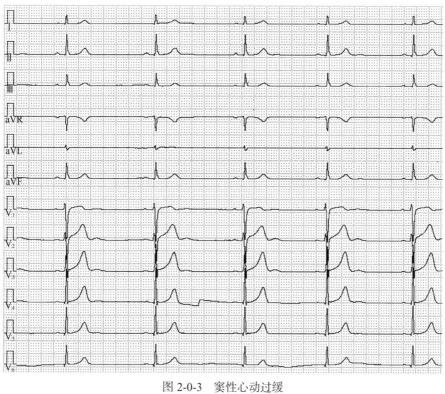

图 2-0-3 窦性心动过缓

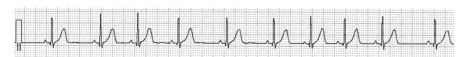

图 2-0-4 窦性心律不齐

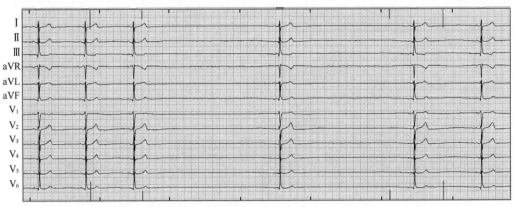

图 2-0-5　窦性停搏

（二）房性心律失常

1. 房性期前收缩（图 2-0-6）

（1）提前出现 P′-QRS-T 波群。

（2）P′ 波形态不同于窦性 P 波，P′—R 间期 ≥ 0.12 秒。

（3）QRS 波群形态与窦性相同。

（4）多不完全性代偿。

（5）房性 P′ 后无 QRS-T 波，称为房性期前收缩未下传。

（6）房性 P′ 波下传，QRS 波增宽（多呈右束支阻滞图形），称为房性期前收缩伴室内差异性传导（图 2-0-7）。

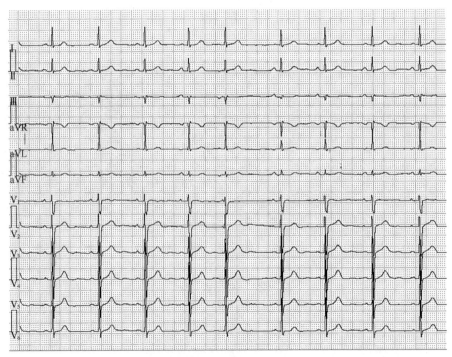

图 2-0-6　房性期前收缩

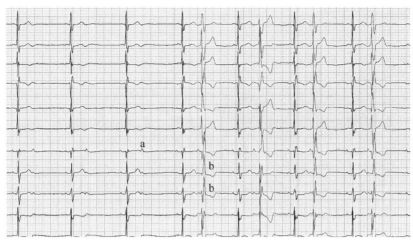

图 2-0-7 房性期前收缩未下传 a、房性期前收缩伴差异性传导 b

2.阵发性室上性心动过速（PSVT）（图 2-0-8）

（1）突发突止。

（2）频率 150 ～ 240 次 / 分，节律绝对整齐。QRS 波时限正常（如伴有差异性传导或束支阻滞可宽大畸形）。

（3）房室旁道及房室结双径路引发的折返性心动过速常见。

3. 心房扑动（图 2-0-9）

（1）P 波消失，代之以形态、大小、间距相等的心房扑动波"F"，形似"锯齿"状，频率为 250 ～ 350 次 / 分。以 aVF、V$_1$ 导联最清楚。

（2）QRS 波呈室上性，时限正常，≤ 0.12 秒，如伴束支阻滞或室内差异性传导，QRS 波群可宽大畸形。

（3）F 波多不能完全下传心室，常以房室传导比例 2 ∶ 1 或 4 ∶ 1 下传（房室传导比例 = 心房扑动波个数∶ QRS 波个数）。

（4）R—R 间距可有规律的不整齐。

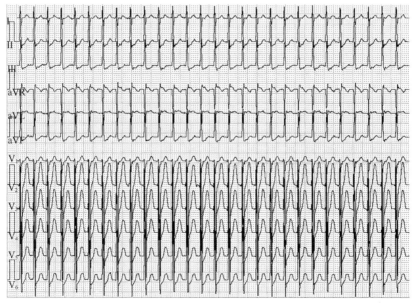

图 2-0-8 阵发性室上性心动过速

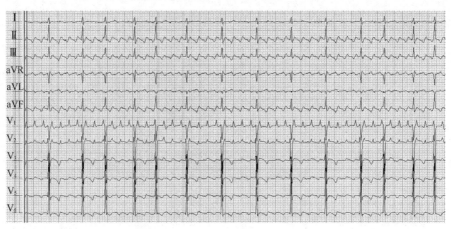

图 2-0-9　心房扑动

4. 心房颤动（图 2-0-10）

（1）P 波消失，代之以形态、大小、间距不等的心房颤动波"f"，频率为 350 ～ 600 次 / 分，以 aVF，V_1 导联最清楚。

（2）QRS 波群为室上性（伴束支阻滞或室内差异性传导时，QRS 波群可宽大、畸形）。

（3）R—R 间期绝对不整齐。

（4）R—R 长短间距后的 QRS 波常增宽变形，称为心房颤动伴室内差异性传导（图 2-0-11）。

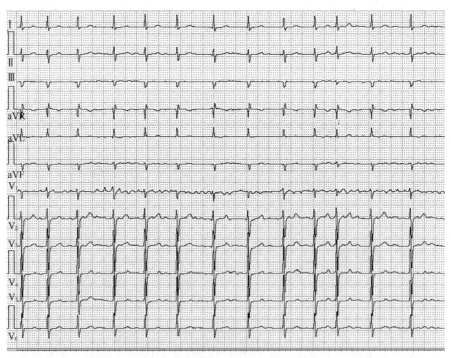

图 2-0-10　心房颤动

（三）交界性心律失常

1. 交界性期前收缩（图 2-0-12）

（1）提前出现 QRS-T 波群。

（2）逆行 P 波（P'）：P$_{II}$、$_{aVF}$ 倒置，P$_{aVR}$ 直立。

1）P' 位于期前收缩 QRS 波之前 P'—R ＜ 0.12 秒。

2）P' 位于期前收缩 QRS 波之后 R—P' ＜ 0.20 秒。

3）无 P' 或 P' 与 QRS 波重叠。

（3）QRS 波形态与窦性心律相同（伴室内差异性传导时可宽大畸形）。

（4）多有完全代偿间歇。

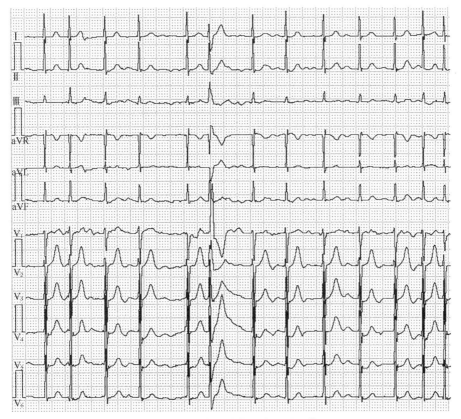

图 2-0-11　心房颤动伴室内差异性传导

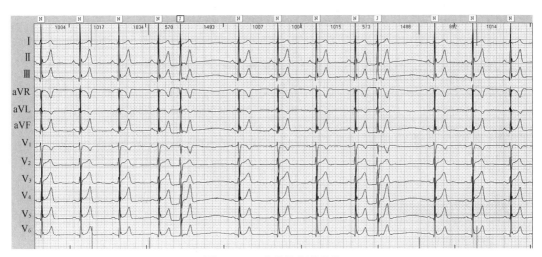

图 2-0-12　交界性期前收缩

2. 交界性逸搏及逸搏心律（图 2-0-13）

（1）延迟出现：在一个较窦性周期为长的心室间歇之后，出现一个 QRS 波群，其形状与窦性心律的 QRS 波群相同。

（2）P 波为逆行性，即 $P_{\text{II、III、aVF}}$ 倒置，P_{aVR} 直立。逆行性 P 波可出现在 QRS 波群前（P—R ＜ 0.12 秒）、中（不见）、后（R—P ＜ 0.20 秒）。

（3）连续 3 个或以上的交界性逸搏形成交界性逸搏心律，心室率为 40 ～ 60 次 / 分。

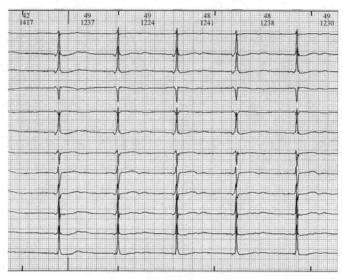

图 2-0-13　交界性逸搏及逸搏心律

3. 加速性交界性逸搏心律（图 2-0-14）

（1）心室率为 70 ～ 100 次 / 分。

（2）QRS 波为室上性。

（3）逆行 P′ 波可见于此波之前、之后或隐没于其中。

（4）可有房室分离。

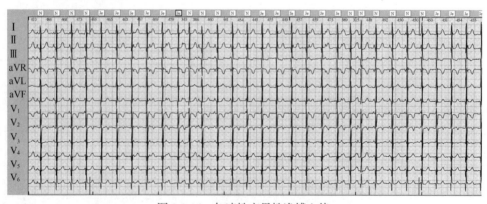

图 2-0-14　加速性交界性逸搏心律

（四）室性心律失常

1. 室性期前收缩

（1）提前出现的 QRS 波群。

（2）无 P 波或无相关 P 波。

（3）QRS 波群宽大畸形，时限 ≥ 0.12 秒。ST-T 波继发改变。

（4）多有完全代偿间歇。

（5）可分为单源性室性期前收缩、多源性室性期前收缩、插入性室性期前收缩、偶发室性期前收缩、频发室性期前收缩（图 2-0-15 ～图 2-0-18）。

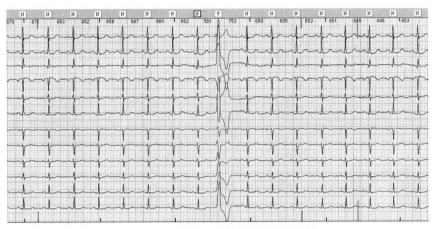

图 2-0-15　偶发、单源性室性期前收缩

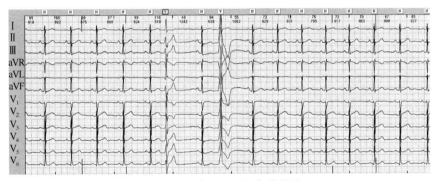

图 2-0-16　多源性室性期前收缩

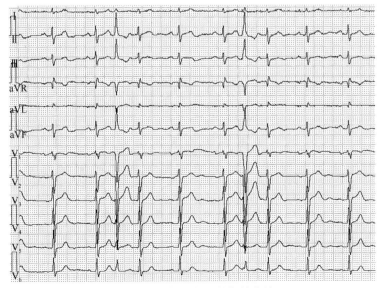

图 2-0-17　插入性室性期前收缩

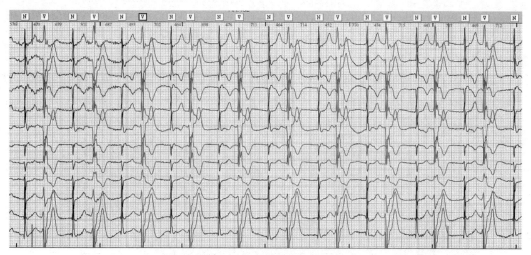

图 2-0-18   频发室性期前收缩二联律

2. 室性心动过速（图 2-0-19）

（1）心室率为 140 ～ 200 次 / 分，节律基本整齐。

（2）QRS 波呈宽大畸形，时限＞ 0.12 秒。

（3）可伴有房室分离及室性融合波。

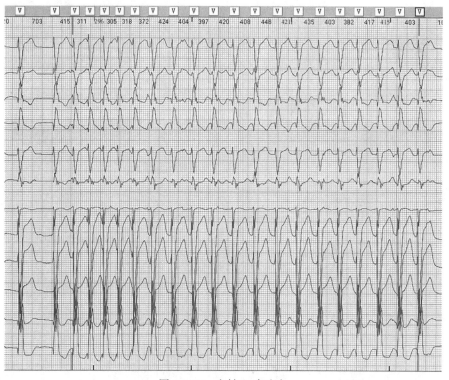

图 2-0-19   室性心动过速

3. 心室扑动（图 2-0-20）   无正常的 QRS-T 波，代之以持续快速而相对规则的大振幅波动，频率达 200 ～ 250 次 / 分，为致死性心律失常。

4. 心室颤动（图 2-0-20）   QRS-T 波完全消失，出现大小不等、极不均匀的低小波，频率为 250 ～ 500 次 / 分，为致死性心律失常。

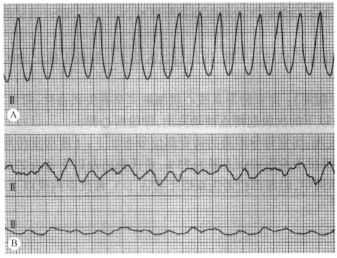

图 2-0-20　心室扑动（A）、心室颤动（B）

（五）传导阻滞

1. 二度Ⅰ型窦房传导阻滞（图 2-0-21）　窦性 P—P 间期呈文氏周期，这样的窦性 P—P 文氏周期反复出现，每一周期表现如下。

（1）窦性 P—P 间期逐渐缩短，最后发生一次心房漏搏，即一组 P-Q-RST 波群脱落。出现一长 P—P 间期（渐短突长）。

（2）漏搏所致长 P—P 间期＜任何两个短 P—P 间期之和。

（3）紧邻长 P—P 间期前的一个短 P—P 间期，短于紧邻长 P—P 间期后的短 P—P 间期。

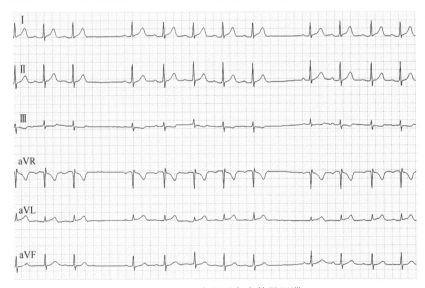

图 2-0-21　二度Ⅰ型窦房传导阻滞

2. 二度Ⅱ型窦房传导阻滞（图 2-0-22）

（1）规则的 P—P 间期中突然出现长间期，其间无 P-QRS-T 波群。

（2）长 P—P 间期是短 P—P 间期的整倍数，多为 2 倍或 3 倍。

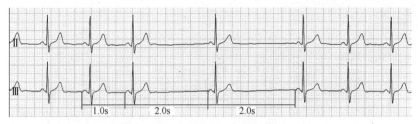

图 2-0-22　二度 Ⅱ 型窦房传导阻滞

3. 一度房室传导阻滞（图 2-0-23）

（1）每一个 P 波均能下传心室，并产生 QRS-T 波群。

（2）P—R 间期大于 0.20 秒。

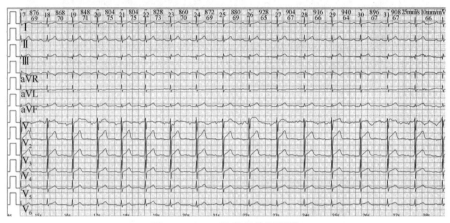

图 2-0-23　一度房室传导阻滞

4. 二度 Ⅰ 型房室传导阻滞（图 2-0-24）

（1）P—R 间期逐渐延长，直至 QRS 波群脱落，出现心室漏搏，伴随有 R—R 间期逐渐缩短。

（2）脱落前 P—R 间期逐渐延长。脱落前 P—R 间期最长，脱落后 P—R 间期最短。

（3）脱落前 R—R 间期逐渐缩短。脱落前 R—R 间期最短，脱落后 R—R 间期最长。

（4）长 R—R 间期＜任何两个短 R—R 间期之和。

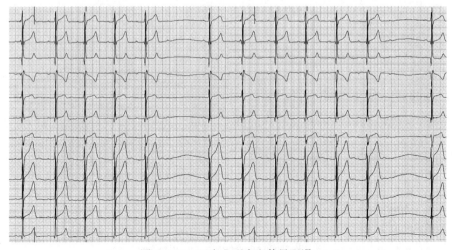

图 2-0-24　二度 Ⅰ 型房室传导阻滞

5. 二度Ⅱ型房室传导阻滞（图 2-0-25）

（1）规律的窦性心律中，窦性 P 波未下传，QRS 波群脱落，出现心室漏搏。

（2）心室漏搏前 P—R 间期固定不变。

（3）连续 2 次或 2 次以上的 QRS 波脱落者称为高度房室传导阻滞（图 2-0-26）。

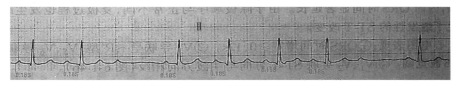

图 2-0-25　二度Ⅱ型房室传导阻滞

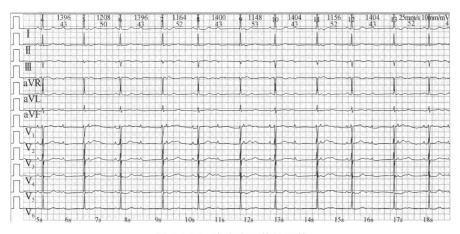

图 2-0-26　高度房室传导阻滞

6. 三度房室传导阻滞　又称为完全性房室传导阻滞（图 2-0-27）。

（1）P 波与 QRS 波群无关，无固定的 P—R 间期。

（2）心房率＞心室率（心房率、心室率整齐，心室率常＜ 60 次 / 分）。

（3）心房激动可为窦性或房性心律，心室激动可为房室交界性或室性心律。

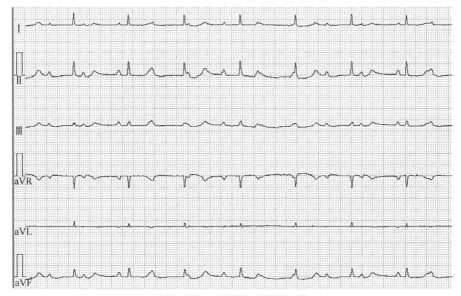

图 2-0-27　三度房室传导阻滞

7. 右束支阻滞

（1）窦性 QRS 波群时限 ≥ 0.12 秒，VAT$_{V_1}$ > 0.05 秒。

（2）S$_{V_5}$ 宽大，时限 ≥ 0.04 秒，V$_1$ 呈 rsR′（rSR′）型。

（3）电轴右偏。

（4）伴继发性 ST-T 改变：V$_1$ ～ V$_2$ 导联 ST 段下降，T 波倒置；V$_5$ ～ V$_6$、I 导联 ST 段轻度抬高，T 波直立。

（5）QRS 波时限 ≥ 0.12 秒，称为完全性右束支阻滞（图 2-0-28）；QRS 波时限 < 0.12 秒称为不完全性右束支阻滞。

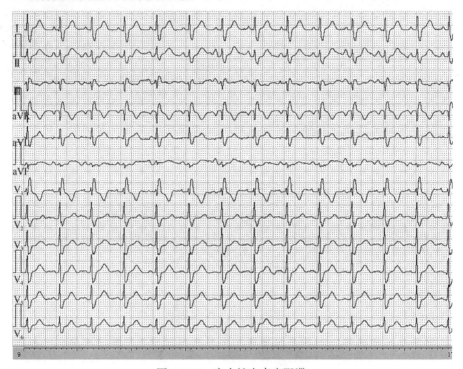

图 2-0-28　完全性右束支阻滞

8. 左束支阻滞

（1）窦性 QRS 波群时限 ≥ 0.12 秒，VAT$_{V_5}$ > 0.06 秒。

（2）R$_{V_5}$（R$_{V_5}$、I）宽大，其前无 q 波，S$_{V_1 ～ V_2}$ 宽大，呈 QS 型，S 波时限 ≥ 0.04 秒。

（3）电轴左偏。

（4）伴继发性 ST-T 改变：V$_1$ ～ V$_2$ 导联 ST 段抬高，T 波直立；V$_5$ ～ V$_6$、I 导联 ST 段下降，T 波倒置。

（5）QRS 波时限 ≥ 0.12 秒称为完全性左束支阻滞（图 2-0-29）。QRS 波时限 < 0.12 秒称为不完全性左束支阻滞。

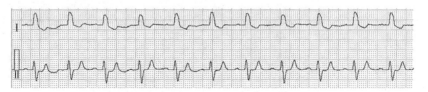

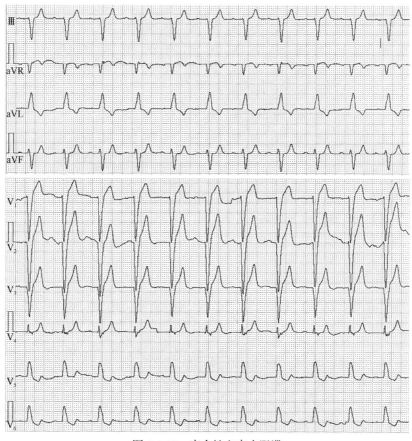

图 2-0-29　完全性左束支阻滞

9. 左前分支阻滞（图 2-0-30）

（1）电轴左偏 $-30° \sim -90°$（$> -45°$）。

（2）Ⅰ、aVL 呈 qR，Ⅱ、Ⅲ、aVF 呈 rS 型。

（3）$R_{aVL} > R_{Ⅰ}$；$S_{Ⅲ} > S_{Ⅱ}$。

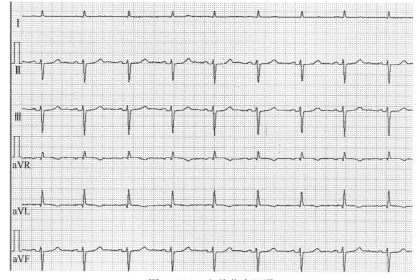

图 2-0-30　左前分支阻滞

（六）预激综合征

1. WPW 综合征（典型预激综合征，图 2-0-31）

（1）P—R 间期缩短＜ 0.12 秒（短）。

（2）QRS 波时限增宽≥ 0.12 秒（宽）。

（3）QRS 波起始部粗钝，有预激波（粗）。

（4）P—J 间期正常。

（5）继发性 ST-T 改变。

（6）可有阵发性心动过速病史。

2. LGL 综合征（短 P—R 间期综合征）（图 2-0-32）

（1）P—R 间期缩短＜ 0.12 秒。

（2）QRS 波群形态正常，无 Δ 波 。

（3）P—J 间期缩短＜ 0.26 秒。

（4）可有阵发性心动过速病史。

3. Mahaim 型预激综合征（少见）

（1）P—R 间期正常＞ 0.12 秒。

（2）QRS 波群起始粗钝，有 Δ 波。

（3）P—J 间期延长＞ 0.26 秒。

（4）可有阵发性心动过速病史。

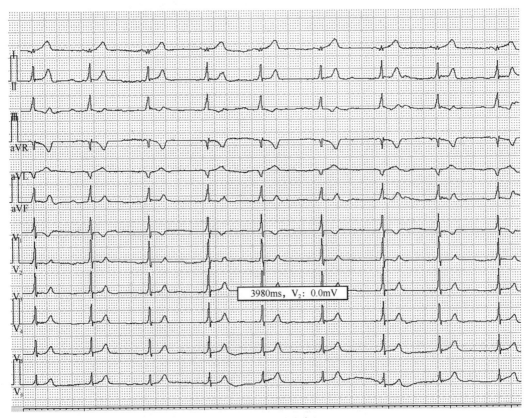

图 2-0-31　预激综合征

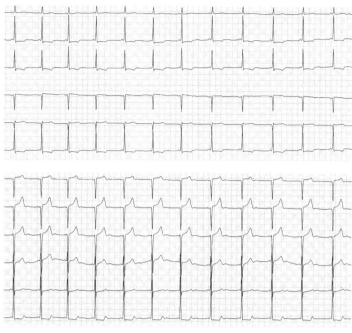

图 2-0-32　LGL 综合征

（七）房室肥大

1. 右心房肥大（图 2-0-33）

（1）肢导联：P 波高尖 ≥ 0.25mV。胸导联：V_1 直立，P 波 ≥ 0.15mV。V_1 双向时，振幅算术和 ≥ 0.20mV。

（2）由于常见于肺源性心脏病患者，故又称"肺型 P 波"。

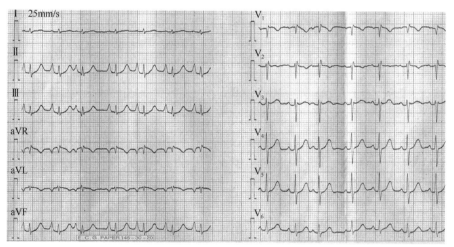

图 2-0-33　右心房肥大

2. 左心房肥大（图 2-0-34）

（1）P 波增宽 ≥ 0.12 秒。

（2）P 波呈双峰，峰距 ≥ 0.04 秒，后峰高于前峰。

（3）Ptf_{V_1} > 0.04mm 秒。

（4）常见于风湿性心脏病二尖瓣病变的患者，又称"二尖瓣"型 P 波。

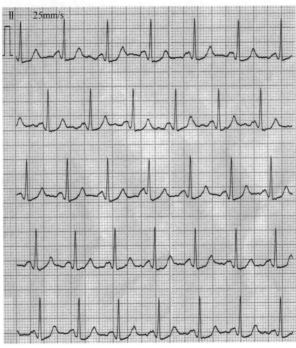

图 2-0-34   左心房肥大

3. 双心房肥大（图 2-0-35）

（1）P 波高尖 ≥ 0.25mV。

（2）P 波增宽 ≥ 0.12 秒。

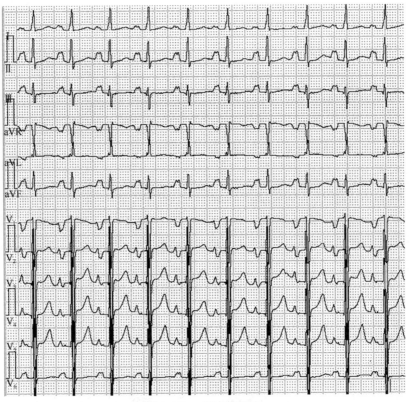

图 2-0-35   双心房肥大

4. 左心室肥大（图 2-0-36）

（1）左室电压增高（必备条件）

胸导联：$R_{V_5} \geqslant 2.5mV$，$R_{V_5} + S_{V_1} \geqslant 3.5mV$（女）/4.0mV（男）。

肢导联：$R_I \geqslant 1.5mV$；$R_{aVF} \geqslant 2.0mV$，$R_{aVL} \geqslant 1.2mV$；$R_I + R_{III} \geqslant 4.0mV$，$R_I + S_{III} \geqslant 2.5mV$。

（2）电轴左偏：一般 < 0° ~ −30°（轻度）。

（3）QRS 波群时间 0.10 ~ 0.11 秒，$VAT_{V_5} > 0.05$ 秒。

（4）左室劳损：V_5、V_6 导联 ST 段压低 $\geqslant 0.05mV$，T 波低平、双向、倒置。

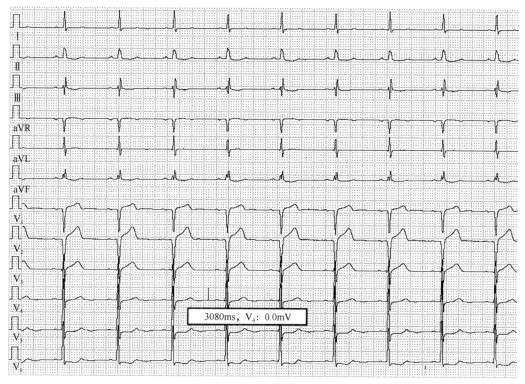

图 2-0-36 左心室肥大

5. 右心室肥大（图 2-0-37）

（1）右室电压增高

胸导联：$R_{V_1} \geqslant 1.0mV$；$R_{V_1} + S_{V_5} \geqslant 1.2mV$；$V_1 R/S \geqslant 1$；$V_5 R/S \leqslant 1$。

肢导联：$R_{aVR} \geqslant 0.5mV$；$R/Q \geqslant 1$。

（2）图形改变（主要诊断条件）：QRS 波群 $V_1 R$、$V_3 R$ 呈 qR、RS、R、Rs、rsR′ 型（V_5 呈 rs、RS 型）。

（3）电轴右偏（重要条件）：$\geqslant +110°$

（4）QRS 时限 0.10 ~ 0.11 秒，$VAT_{V_1} > 0.03$ 秒。

（5）右室劳损（V_1 以 R 波为主时）：V_1、V_2 导联 ST 段压低 $\geqslant 0.05mV$；T 波低平、双向、倒置。

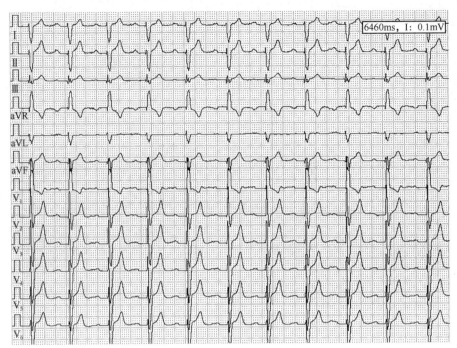

图 2-0-37   右心室肥大

6. 双心室肥大（图 2-0-38）

（1）大致正常心电图。

（2）单侧心室肥大心电图。

（3）左心室肥大心电图 + 右心室肥大心电图。

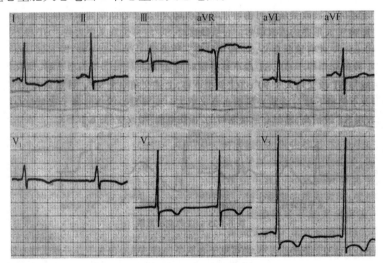

图 2-0-38   双心室肥大

（八）心肌缺血与心肌梗死

1. 心肌缺血

（1）心内膜下心肌缺血：ST 段水平或下斜行压低，T 波高大。

（2）心外膜下心肌缺血：ST 段短暂抬高及 T 波倒置。

2. 心肌梗死　冠状动脉闭塞后，随时间推移先后出现心肌缺血、损伤和坏死的变化。

（1）心肌缺血：T 波高大或 T 波倒置。

（2）心肌损伤：ST 段抬高。

（3）心肌坏死：病理性 Q 波。

3. 心肌梗死分期

（1）超急性期：高大 T 波，ST 段斜行抬高，无异常 Q 波（数小时内）。

（2）急性期：ST 段弓背向上抬高，可形成单相曲线。继而逐渐下降，R 波振幅下降，出现异常 Q 波或 QS 波，T 波倒置或加深。Q 波、ST 抬高及 T 波倒置可同时存在（时间为数小时内或数周内）。

（3）近期（亚急性期）：抬高的 ST 段恢复至基线。T 波由浅到深再由深到浅，坏死期 Q 波继续存在（时间为数周至数月）。

（4）陈旧期（愈合期）：ST 段和 T 波恢复正常，或 T 波持续浅倒，Q 波不变（时间为 3～6 个月后）。

4. 心肌梗死的定位诊断（图 2-0-39，图 2-0-40）

（1）前间壁：$V_1 \sim V_3$。

（2）前壁：$V_3 \sim V_4$。

（3）前侧壁：$V_5 \sim V_6$。

（4）高侧壁：Ⅰ、aVL。

（5）侧壁：Ⅰ、aVL、$V_5 \sim V_6$。

（6）下壁：Ⅱ、Ⅲ、aVF。

（7）后壁：$V_7 \sim V_9$，$V_1 \sim V_2$：R 波增高。

（8）广泛前壁：$V_1 \sim V_5$。

（9）右心室心肌梗死：$V_3R \sim V_4R$。

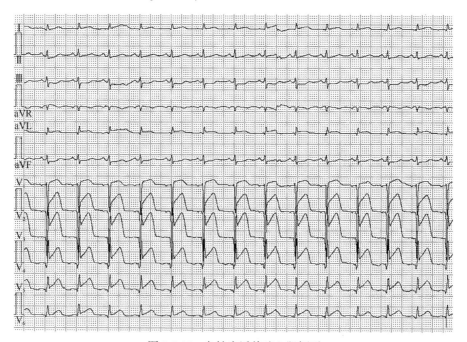

图 2-0-39　急性广泛前壁心肌梗死

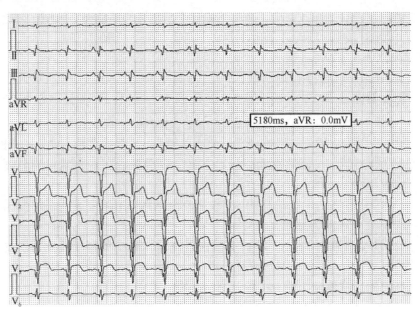

图 2-0-40   急性广泛前壁心肌梗死、陈旧性下壁心肌梗死

【测试题】

一、选择题

（一）单项选择题

1. QRS 波群只表现为一个向下的大波时，其命名应该是

A. S波   B. Q波   C. QS波

D. qS波   E. q波

2. 在心电图上 P 波反映的是

A. 窦房结除极   B. 窦房结复极   C. 心房除极

D. 心房复极   E. 房室结除极

3. 关于胸导联电极的安放，下列选项不正确的是

A. V_1——胸骨右缘第 4 肋间   B. V_2——胸骨左缘第 4 肋间

C. V_3——V_2 与 V_4 连线中点   D. V_4——左第 5 肋间锁骨中线处

E. V_5——左第 5 肋间腋前线处

4. 关于心电图的价值，下列选项不正确的是

A. 能确诊心律失常   B. 能确诊心肌梗死

C. 辅助诊断房室肥大   D. 辅助诊断电解质紊乱

E. 能反映心动能状态

5. 右房肥大的心电图表现为

A. P 波高而宽   B. P 波增宽

C. P 波出现切迹   D. P 波尖锐高耸

E. P 波呈双峰状

6. 下壁心肌梗死时，典型的梗死波形出现在

A. Ⅰ、aVL 导联   B. Ⅱ、Ⅲ、aVF 导联

C. V_1、V_2、V_3 导联   D. V_4、V_5、V_6 导联

E. V_7、V_8、V_9 导联

7. 心肌梗死的损伤型心电图改变主要表现在

A. R 波电压降低   B. 异常 Q 波

C. T 波直立高耸   D. ST 段抬高

E. T 波对称性

8. 关于阵发性房性心动过速心电图特点，下列选项正确的是

A. 连续三个以上的房性期前收缩   B. 心率 160 ~ 220 次 / 分

C. 心律绝对整齐   D. QRS 波型正常

E. 以上都对

9. 患者突发心悸，心电图示心率 180 次 / 分，QRS 波时间 0.10 秒，R—R 绝对整齐，心电图诊断为

A. 房室交界性逸搏心率   B. 阵发性室上性心动过速

C. 阵发性室性心动过速   D. 窦性心动过速

E. 心房颤动

10. 二度 I 型房室传导阻滞，文氏现象的心电图特征是

A. P—R 间期进行性缩短

B. R—R 间期进行性延长

C. 固定的房室 3 ： 1 传导

D. P—R 间期逐渐延长，伴 R—R 间期缩短，伴 QRS 波脱落

E. P—R 间期进行性延长

11. 成人 P—R 间期正常值为

A. 0.08 ~ 0.12 秒   B. 0.08 ~ 0.20 秒

C. 0.12 ~ 0.20 秒   D. 0.11 ~ 0.20 秒

E. 0.09 ~ 0.20 秒

12. 有关窦性 P 波的描述，下列选项错误的是

A. 在大部分导联呈钝圆形，可有轻度切迹   B. P 波时限 < 0.12 秒

C. P 波高度 < 0.25mV   D. P 波方向在 aVR 导联可向下

E. P 波方向在 II 导联可向下

13. 正常胸导联 V_1 ~ V_6，R 波移行

A. 逐渐降低   B. 逐渐升高

C. 一样高   D. V_1 ~ V_3 逐渐减低

E. V_4 ~ V_6 逐渐降低

14. 以下哪点符合房性期前收缩的心电图特点

A. 提前出现的房性 P 波   B. 房性 P 波与窦性 P 波形态一致

C. P—R 间期 < 0.12 秒   D. 房性 P 波后出现的 QRS 波群形态正常

E. 代偿间歇完全

15. 以下心电图表现，不符合心房扑动心电图特点的是

A. 有 F 波   B. 扑动波形态相同

C. 扑动波形态、大小不规则   D. F 波频率 350 ~ 600 次 / 分

E. R—R 间期可规则，可不规则

（二）多项选择题

16. 急性心肌梗死心电图的特征改变具备

A. 左束支阻滞 　　　　　　　　　　　B. 异常 Q 波

C. ST 段抬高 　　　　　　　　　　　　D. 倒置 T 波

E. ST 段演变具有一定的规律性

17. 急性心肌梗死的心电图诊断包括

A. 缺血型改变，出现对称性 T 波倒置

B. 损伤型改变，ST 段弓背向上抬高与 T 波融合形成单向曲线

C. 缺血型改变，出现 ST 段水平型下移及 T 波倒置

D. 坏死型改变，出现异常 Q 波

E. QRS 波群电压增高

18. 三度房室传导阻滞的心电图特点是

A. P 波频率低于 QRS 波群频率 　　　　B. P 波频率高于 QRS 波群频率

C. P—R 间期固定 　　　　　　　　　　D. P 波与 QRS 波群无固定关系

E. QRS 波群时限取决于心室起搏点位置的高低

19. 急性下壁心肌梗死的心电图诊断包括

A. Ⅱ、Ⅲ、aVF 出现异常 Q 波，时间＞ 0.03 秒

B. Ⅰ、aVL 出现异常 Q 波，时间＞ 0.03 秒

C. Ⅱ、Ⅲ、aVF 导联 ST 段弓背向上抬高与 T 波融合形成单向曲线

D. $V_7 \sim V_8$ 导联出现异常 Q 波，时间＞ 0.03 秒

E. Ⅰ、aVL 导联 ST 段弓背向上抬高，T 波直立

20. 室性期前收缩的心电图特点有

A. 提前出现的宽大畸形 QRS 波 　　　　B. 宽大畸形 QRS 波无相关 P 波

C. T 波方向与 QRS 主波方向相反 　　　D. 代偿间期不完全

E. QRS 波时间＞ 0.12 秒

二、填空题

1. 心电图常规走纸速度，每个小横格是（　　　）秒，5 个小横格是（　　　）秒。

2. 正常 Q 波振幅小于同导联 R 波的（　　　），时限（　　　）。

3. 典型心室预激的心电图改变：（　　　），（　　　），（　　　），（　　　）。

4. 阵发性室上性心动过速心电图特点：（　　　），（　　　），（　　　）。

5. 急性心肌梗死的三个病理改变：（　　　），（　　　），（　　　）。

三、简答题

1. 简述正常心脏的激动顺序。

2. 试述心肌梗死的分期及各期的主要心电图表现。

3. 简述二度Ⅰ型房室传导阻滞的心电图特点。

4. 简述三种期前收缩的诊断及鉴别诊断。

5. 简述阵发性室性心动过速的心电图诊断要点。

（于　华）

第三部分　实验室检查

实验一　血常规检验

【实验目的】

掌握全自动血细胞分析仪的血常规检测操作方法、结果分析。

【实验原理】

采用半导体流式细胞术、鞘流电阻抗法和核酸荧光染色技术进行白细胞分类计数。采用十二烷基硫酸钠（SDS）-血红蛋白检测法进行血红蛋白测定。红细胞指数[平均红细胞体积（MCV）、平均红细胞血红蛋白（MCH）和平均红细胞血红蛋白浓度（MCHC）]通过红细胞计数（RBC）、血红蛋白浓度（Hgb）和血细胞比容（HCT）的值计算出。

【实验器材】

1. **仪器**　全自动血细胞分析仪。
2. **试剂**　全自动血细胞分析仪配套试剂，包括溶血剂、稀释液、荧光染液等。
3. **耗材**　乙二胺四乙酸（EDTA）抗凝管。

【操作步骤】

以 SYSMEX XN-9000 全自动血细胞分析仪流水线为例。

1. **开机前准备**　检查管路和电缆的连接；检查是否有任何误置的试管架；确保所有网络设备（集线器和网络变换器）的电源均已开启；检查试剂是否足够。

2. **启动仪器**　始终保持各传送器、仪器和设备上的电源开关打开，按下总启动开关指示灯显示绿色。

3. 登录 IPU，仪器自检后完成室内质控，质控通过后才能进行样本检测。

4. 在实验室信息系统（LIS 系统）中扫码登记样品，将样品放置在专用试管架上，将样品架装入开始区的进样部分。系统将识别试管架，然后自动运送至下一模块。

5. 条形码终端读取条形码信息，试管架被运送到适当的血细胞分析仪，样品进行检测。

6. 测定完成的试管架被回收到存储池中。取出试管架，按规定放置保存已测的样品，以便复检。

7. **结果审核**　在 LIS 系统上根据结果及患者信息进行结果的审核，对符合推片规则的样品要通过人工镜检涂片来分析结果，并在 LIS 系统中相应的"备注"栏中注明镜检情况。

8. 完成当日检测后，将清洗液放入试管架。将样品架装入开始区的进样部分。自动执行关机。关闭电源。

【参考区间】

1. **白细胞（WBC）**　（3.5～9.5）×10⁹/L

中性粒细胞：40%～75%

嗜酸性粒细胞：0.5%～5.0%

嗜碱性粒细胞：0～1%

单核细胞：3%～8%

淋巴细胞：20%～50%

2. 红细胞（RBC） 成年男性（4.3～5.8）×10^{12}/L；成年女性（3.8～5.1）×10^{12}/L

3. 血红蛋白（Hb） 成年男性 130～175g/L；成年女性 115～150g/L

4. 血小板（PLT） （125～350）×10^9/L

5. 平均红细胞体积（MCV） 82～100fl

6. 平均红细胞血红蛋白（MCH） 27～34pg

7. 平均红细胞血红蛋白浓度（MCHC） 316～354g/L

8. 血细胞比容（HCT） 成年男性 0.4～0.5；成年女性 0.35～0.45

【临床意义】

1. 白细胞

（1）生理性改变：①白细胞总数随年龄有所改变，新生儿较成人高。②日间变化，活动和进食后升高。③疼痛和剧烈运动、冷热刺激、情绪激动均可使白细胞一过性升高。④妊娠、分娩白细胞可升高。

（2）病理性改变

1）中性粒细胞增多：见于急性化脓性感染、严重的组织损伤、急性大出血、急性中毒、急慢性粒细胞白血病等。

2）中性粒细胞减少：见于革兰氏阴性杆菌感染（伤寒、副伤寒）、病毒感染、原虫感染（疟疾、黑热病）、再生障碍性贫血等，以及物理射线和化学物质的损伤。

3）嗜酸性粒细胞增多：见于过敏性疾病、寄生虫感染、皮肤病、慢性粒细胞白血病、嗜酸性粒细胞白血病等。

4）嗜酸性粒细胞减少：见于大手术、烧伤等应激状态，长期应用肾上腺皮质激素后。

5）嗜碱性粒细胞增多：见于过敏性疾病（过敏性结肠炎、吸入物超敏反应等）、慢性粒细胞白血病、嗜碱性粒细胞白血病。

6）单核细胞增多：病理性增多见于某些感染（感染性心内膜炎、疟疾、急性感染恢复期、活动性肺结核）、单核细胞白血病、恶性组织细胞病等。

7）淋巴细胞增多：见于病毒感染、急性或慢性淋巴细胞白血病、淋巴瘤、移植排斥反应等。

8）淋巴细胞减少：见于免疫缺陷性疾病、放射性损伤、应用肾上腺皮质激素后。

2. 红细胞及血红蛋白

（1）红细胞及血红蛋白增多

1）相对性增多：因血浆容量减少，红细胞容量相对增加。见于严重呕吐、腹泻、大面积烧伤、大量出汗、尿崩症等。

2）绝对性增多

A. 继发性增多：因红细胞生成素代偿性或非代偿性增加。

a. 生理性增多：胎儿、新生儿、高原地区居民。

b. 病理性增多：严重的慢性心、肺疾病；与某些肿瘤和肾脏疾病有关。

B. 原发性增多：也称真性红细胞增多症，是一种原因不明的以红细胞增多为主的骨髓增殖性疾病。

（2）红细胞及血红蛋白减少

1）生理性减少：婴幼儿及 15 岁以下儿童，红细胞及血红蛋白一般比成人低 10% ～ 20%；部分老年人、妊娠中晚期红细胞及血红蛋白均可减少。

2）病理性减少：见于各种贫血。

3）根据红细胞 MCV、MCH、MCHC 值可对贫血进行红细胞形态学分类：正常细胞性贫血、大细胞性贫血、小细胞低色素性贫血、单纯小细胞性贫血。

4）根据红细胞 MCV、血细胞体积分布宽度（RDW）值还可进行红细胞均一性和非均一性贫血分类（MCV/RDW 分类法）；诊断和鉴别诊断缺铁性贫血和轻型 β- 珠蛋白生成障碍性贫血。

3. 血小板

（1）血小板增多

1）原发性增多：见于骨髓增殖性疾病，如真性红细胞增多症、原发性血小板增多症、慢性粒细胞白血病、骨髓纤维化早期等。

2）反应性增多：见于急性感染、急性溶血、某些癌症。

（2）血小板减少

1）血小板生成障碍：再生障碍性贫血、放射性损伤、急性白血病、骨髓纤维化晚期等。

2）血小板破坏和消耗增多：原发性或继发性血小板减少性紫癜、先天性血小板减少症等。

3）血小板分布异常：脾大。

（3）血细胞比容

1）增高：HCT 见于各种原因所致的血液浓缩或红细胞绝对性增多。临床上测定脱水患者的 HCT 作为计算补液量的参考。

2）减低：见于各类贫血。

（朱喜丹）

实验二　红细胞渗透脆性实验

【实验目的】

掌握红细胞渗透脆性实验的操作方法、结果分析及临床意义。

【实验原理】

正常的红细胞为双凹圆盘形，若将红细胞置于低渗溶液中，因细胞内外存在渗透压，水分子进入红细胞，使其肿胀，乃至红细胞破裂发生溶血。红细胞对低渗溶液的抵抗力主要取决于红细胞表面积与体积的比值，表面积大而体积小者，对低渗盐水抵抗力较大（脆性减低）；反之则抵抗力较小（脆性增高）。

【实验器材】

1. 仪器　低速离心机。
2. 试剂　新鲜非抗凝血、10g/L NaCl 溶液、蒸馏水。

【操作步骤】

1. 取 14 只试管，排列于试管架上并标记，按表 3-2-1 加入 NaCl 溶液和蒸馏水。将采集的非抗凝血以同一角度滴入试管内，每管内滴一滴非抗凝血。

2. 室温静置 2 小时，观察溶血情况，记录开始溶血管和完全溶血管的盐水溶液浓度。

3. 不溶血：上清液无红色；开始溶血：上清液呈浅红色，管底尚有多量未溶的红细胞；完全溶血：全管皆呈深红色，管底已无红细胞或仅有少量红细胞残骸。

表 3-2-1　氯化钠溶液的稀释

项目	编号													
	1	2	3	4	5	6	7	8	9	10	11	12	13	14
10g/L NaCl（滴）	20	19	18	17	16	15	14	13	12	11	10	9	8	7
蒸馏水（滴）	5	6	7	8	9	10	11	12	13	14	15	16	17	18
NaCl 浓度（g/L）	2.0	2.4	2.8	3.2	3.6	4.0	4.4	4.8	5.2	5.6	6.0	6.4	6.8	7.2

【参考区间】

开始溶血：3.8 ～ 4.6g/L。
完全溶血：2.8 ～ 3.2g/L。

【临床意义】

1. 脆性增加　见于遗传性球形红细胞增多症、自身免疫性溶血症等，以及遗传性椭圆形红细胞增多症和遗传性口形红细胞增多症的部分病例。

2. 脆性降低　见于缺铁性贫血、地中海贫血、脾切除术后和肝脏疾病。

（朱喜丹）

实验三　骨髓细胞组织化学染色

【实验目的】

掌握骨髓细胞组织化学染色的操作方法、结果分析及临床意义。

【实验原理】

骨髓中的细胞内外铁在酸性环境条件下与亚铁氰化钾作用，形成普鲁士蓝的亚铁氰化铁沉淀，定位于含铁部分，蓝色沉淀颗粒的多少和深浅与细胞内外铁的含量成正比。

【实验器材】

1. 仪器　显微镜，水浴箱。

2. 试剂　铁染色试剂盒，包括固定液甲醇、Ⅰ液（亚铁氰化钾）、Ⅱ液（盐酸）、核固红复染液等。

【操作步骤】

1. 新鲜涂片滴加固定液 5～8 滴（布满血膜），室温放置 10 分钟，蒸馏水冲洗，自然晾干备用。

2. 将Ⅱ液缓缓滴入Ⅰ液内（5ml Ⅰ液内滴加 1ml Ⅱ液），放入涂片，37℃水浴箱放置 60 分钟，蒸馏水冲洗，晾干备用。

3. 核固红复染 1～2 分钟，蒸馏水冲洗，晾干后镜检。

4. 结果判断　细胞内铁阳性反应：幼稚细胞胞质（特别是中晚幼红细胞）中出现蓝色颗粒；细胞外铁阳性反应：骨髓小粒处为弥散样蓝色颗粒；阴性反应，幼红细胞内和骨髓小粒无蓝色颗粒。

【参考区间】

1. 细胞外铁　（＋）～（＋＋），约 2/3 的人为（＋＋），1/3 的人为（＋）。

2. 细胞内铁　健康成年人以Ⅰ型为主，少数为Ⅱ型，阳性率为 12%～44%；无环形铁粒幼红细胞。

【临床意义】

缺铁性贫血骨髓细胞内、外铁均显著减少，甚至消失，经铁剂治疗后增多。如发现环形铁粒幼红细胞，应注意有原发性或继发性铁粒幼细胞贫血可能，需进一步检查。

【注意事项】

1. 样品应新鲜，且未受其他化学物品污染。

2. 所用器材、器皿等应经去离子水洗涤，避免铁污染产生假阳性。

（朱喜丹）

实验四　尿液常规检查

【实验目的】

掌握尿常规的操作方法、结果分析及临床意义。

【实验原理】

尿常规检测包括尿液干化学分析和尿液有形成分分析。

1. 尿液干化学分析

（1）比重：试剂带模块中含有多聚电介质、酸碱指示剂（溴麝香草酚蓝）及缓冲物。采用酸碱指示剂法，利用经过处理的多聚电解质的 pK_a 的变化与尿液离子浓度相关的原理。试剂条中的多聚电解质含有随尿样品中离子浓度而解离的酸性基团，离子浓度越多，酸性基团解离越多，使模块中的 pH 改变，这种改变可由模块中的酸碱指示剂的颜色的变化显示出来，进而换算成尿液的比重值。

（2）酸碱度：利用 pH 复合指示剂，如溴麝香草酚蓝及甲基红，pH 指示范围为 5.0 ～ 9.0。

（3）尿白细胞：中性粒细胞胞质内含有特异性酯酶，作用于模块中的吲哚酚酯，并与重氮盐反应形成紫色缩合物，其颜色深浅与中性粒细胞的含量成正比。

（4）尿亚硝酸盐：尿液中的亚硝酸盐将模块中的对氨基苯砷酸重氮化而成重氮盐，后者与 1，2，3，4- 四羟基对苯喹啉 -3- 酚偶联使模块产生红色。

（5）尿蛋白质：利用指示剂蛋白误差原理。模块中含有酸碱指示剂——溴麝香草酚蓝、枸橼酸缓冲液系统和表面活性剂。在 pH 为 3.2 时，溴麝香草酚蓝产生阴离子，与蛋白质的阳离子部分结合后，形成复合物，引起指示剂的进一步电离，超出缓冲能力后，发生颜色变化。

（6）葡萄糖：采用葡萄糖氧化酶及过氧化物酶偶联原理，对葡萄糖有特异性。模块中含有葡萄糖氧化酶、过氧化物酶和色原。葡萄糖氧化酶把葡萄糖氧化成葡萄糖醛酸和过氧化氢，后者再由过氧化物酶催化释放出原子氧，而使色原呈现颜色。

（7）尿酮体：模块中含有硝普钠，可与尿液中的乙酰乙酸、丙酮产生紫色反应，而不与 β- 羟丁酸起反应。

（8）尿胆原：偶氮结合法，尿胆原与模块中含有的对二甲氨基苯甲醛反应后呈鲜红色。

（9）尿胆红素：结合胆红素在强碱性介质中，与 2,4- 二氯苯胺重氮盐起偶联反应而呈红色。干扰因素：① 样品必须新鲜，以免胆红素在阳光照射下成为胆绿素；② 尿液中含高浓度维生素 C 和亚硝酸盐时，抑制偶氮反应使胆红素测定呈假阴性。患者接受大剂量氯丙嗪治疗或尿中含有盐酸苯偶氮吡啶的代谢产物时，可呈假阳性。

（10）尿隐血：模块中有过氧化氢茴香素和色原两种物质。尿液中红细胞内的血红蛋白或其破坏释放出的血红蛋白有过氧化氢酶样活性，可使过氧化氢茴香素分解出原子氧，后者能氧化有关色原，使之呈色。

（11）尿维生素 C：根据 Tillman's Reagent 的原理，维生素 C 将染料由蓝色还原成红色。

2. 尿液有形成分分析　全自动尿细胞分析仪使用流式细胞计数法（FCM）技术来获得尿细胞前向散射光及前向荧光的强度参数。在对细胞中的特定物质进行荧光染色并调节到悬浮状后，使用鞘液包围此物质，然后通过喷嘴以单柱形式喷出。此时每个尿细胞都将暴露在高度密集的激光束照射之下。单个细胞会按不同角度发出荧光和散射光。系统将对这些电信号进行分析，为各尿细胞按照荧光强度生成一维直方图，并按照荧光强度和散射光强度生成二维散点图，以便对各个尿细胞进行识别，从激光源向前至侧面发出的散射光称为前向散射。通过前向散射光的发光度即可获知细胞的大小和表面状态等。由于荧光标识抗体的性质和荧光色素的作用，从染色尿细胞发出的荧光能够反映量化的细胞表面和胞质内的性状，以及细胞核的性质（核糖核酸和脱氧核糖核酸的数量）。

【实验器材】

1. 仪器　全自动尿液干化学分析仪、全自动尿液有形成分分析仪。

2. 试剂　尿液干化学分析试纸条、分析仪配套试剂。

【操作步骤】

1. 尿液干化学　将尿液样品充分混匀后放到专用试管架上从左至右编号，即左边第一个孔是 1 号，依此编号顺序批量完成尿液样品的准备工作。点仪器键盘"NO"输入样品编号，点"OK"后点启动键。检测数据自动传输到 LIS 系统所对应的样品号。

2. 尿液有形成分分析　将尿液样品试管去盖，然后放到专用试管架上，每个试管架第一个样品标记相应的样品编号，并按顺序将试管架放入试管架传输装置。输入样品号点击起始号码启动。

3. 尿液显微镜镜检　取混匀新鲜尿液 1 滴（15 ～ 20μl）均匀涂在干净的载玻片上用于镜检。先用低倍镜（10×10）观察全片，再用高倍镜（10×40）仔细观察，细胞检查观察 10 个高倍镜视野（HP），管型检查 20 个低倍镜视野（LP）。显微镜检查内容如下。

（1）细胞：红细胞、白细胞、吞噬细胞、上皮细胞（肾小管上皮细胞、移行上皮细胞、鳞状上皮细胞）等。

（2）管型：透明管型、细胞管型、颗粒管型、蜡样管型、脂肪管型、混合细胞管型、宽幅管型等。

（3）结晶：无定形结晶、草酸钙结晶、胆固醇结晶、胱氨酸结晶、尿酸结晶、磷酸盐结晶、胆红素结晶、酪氨酸结晶、尿酸铵结晶。

（4）细菌、寄生虫、真菌、精子、黏液丝、污染物等。

（5）报告方式：管型，以低倍镜（10×10）视野全片至少 20 个视野所见的最低 - 最高数的范围报告；红细胞、白细胞上皮细胞以最低 - 最高数的范围报告；结晶、细菌、真菌、寄生虫：按高倍镜视野中分布范围估计报告，常以"+"表示，见表 3-4-1。

表 3-4-1　尿结晶、细菌、真菌、寄生虫等报告方式

种类	−	±	1+	2+	3+	4+
原虫、寄生虫卵	0	整个视野散在可	1 ～ 4 个 / 高倍视野	5 ～ 9 个 / 高倍视野	10 个 / 高倍视野	满视野
细菌、真菌	0	见少量散在于	各个视野均可见	数量多或呈团状聚集	无数	满视野
结晶	无	数个视野	占视野 1/4	占视野 1/2	占视野 3/4	满视野

【注意事项】

尿液干化学试纸条应避光保存。不可更改任何仪器设置。

【参考区间】

1. 尿液干化学参考区间　见表 3-4-2。

表 3-4-2　尿常规项目生物参考区间

项目名称	英文简称	方法学名称	生物参考区间
比重	SG	试带法	正常健康成人：随机尿 1.003 ～ 1.030；首次晨尿＞1.020；新生儿：随机尿为 1.002 ～ 1.004
酸碱度	pH	试带法	4.5 ～ 8.0

续表

项目名称	英文简称	方法学名称	生物参考区间
白细胞	LEU	试带法	无
亚硝酸盐	NIT	试带法	阴性
蛋白质	PRO	试带法	阴性
葡萄糖	GLU	试带法	阴性
酮体	KET	试带法	阴性
尿胆原	URO	试带法	阴性
胆红素	BIL	试带法	阴性
血红蛋白	BLD	试带法	无
尿维生素 C	VC	试带法	阴性

2. 尿液有形成分分析仪参考区间 见表 3-4-3。

表 3-4-3 全自动尿液有形成分分析仪参考区间

参数	首字母缩写	参考范围		
		单位	男	女
白细胞	WBC	/μl	0 ～ 10.1	0 ～ 20
红细胞	RBC	/μl	0 ～ 11.5	0 ～ 23
上皮细胞	EC	/μl	0 ～ 5.3	0 ～ 33.2
管型	CAST	/μl	0 ～ 1	0 ～ 1
细菌	BACT	/μl	0 ～ 238	0 ～ 981
电导率	Cond	mS/cm	3 ～ 33	3 ～ 33

3. 显微镜镜检参考区间 RBC：0 ～ 偶见 /HP；WBC：0 ～ 3 个 /HP；透明管型：0 ～ 偶见 /LP；上皮细胞：少见；结晶：少见。

【临床意义】

1. 比重 尿比重的高低，主要取决于肾脏的浓缩功能，它与尿内所含溶质的多少成正比，而与尿量成反比，并与尿液的颜色深浅平行。尿比重增高表示尿液浓缩，见于急性肾炎、蛋白尿、糖尿病、高热、大量出汗、脱水、心功能不全、流行性出血热少尿期等；尿比重减低表示肾脏浓缩功能减退，见于尿崩症、慢性肾炎、精神性多饮多尿症、原发性醛固酮增多症、流行性出血热多尿期及恢复期；尿比重比较固定，变化不大，一般固定在 1.010 左右，呈等张尿，表示肾实质有严重损害。用尿比重和尿量的动态变化来监测肾结石患者的尿物理变化，可用于指导患者的饮食习惯，预防患者结石的再次形成。

2. 酸碱度

（1）生理性变化：尿液 pH 易受食物影响，如进食含蛋白质高的食物过多（如含硫、磷较多的肉类、蛋类等）或饥饿状态等，由尿液排出的酸式磷酸盐和硫酸盐较多，尿 pH 减低，而进食过多的蔬菜、水果等含碱性物质较多的食品时，尿 pH 增高（pH ＞ 6）。

进餐后尿 pH 增高：当机体每次进餐后，由于胃黏膜必然要分泌更多量的盐酸以帮助消化，为保证有足够的 H^+ 和 Cl^- 进入消化液中，机体通过神经体液调节，使肾小管的泌 H^+ 作用减低并增高 Cl^- 的重吸收，而使尿液的 pH 呈一过性增高，称为碱潮。

生理性活动及药物等的影响如下。① 生理活动：包括剧烈运动、饥饿、出汗、应激状态、夜间入睡后呼吸减慢等，使体内酸性代谢产物增多。② 药物：如氯化钙、氯化铵、氯化钾、稀盐酸等可使尿液酸化；小苏打、碳酸钾、碳酸镁、枸橼酸钠、酵母制剂等可使尿液碱化；服用利尿剂可使尿 pH 增高。③ 尿内含有大量脓细胞、血细胞，或细菌污染分解尿素可使尿液碱化。

（2）病理性变化

1）尿 pH 减低（酸性尿）：见于如下情况。① 酸中毒、慢性肾小球肾炎、发热、服用氯化铵等药物时。② 代谢性疾病：如糖尿病、痛风、低血钾性碱中毒（肾小管分泌 H^+ 增强，尿酸度增高）等。③ 其他：如白血病、呼吸性酸中毒（因 CO_2 潴留等原因，尿多呈酸性）。

2）尿 pH 增高（碱性尿）：见于如下情况。① 碱中毒：如呼吸性碱中毒，丢失 CO_2 过多。② 严重呕吐：丢失胃酸过多。③ 尿路感染：如膀胱炎、肾盂肾炎、变形杆菌性尿路感染，由于细菌分解尿素产生氨等。④ 肾小管性酸中毒：肾小球虽滤过正常，但远曲小管形成氨和 H^+ 的交换功能受损。肾小管泌 H^+、排 H^+ 及 H^+-Na^+ 交换能力减低，故产生明显酸中毒，但尿 pH 呈偏碱性，pH > 6.0。⑤ 应用利尿剂，进食太多蔬菜、水果等。

用药监测：如溶血反应时，口服碳酸氢钠碱化尿液，促进血红蛋白溶解及排泄；用氯化铵酸化尿液，可促进碱性药物中毒时从尿排泄，有利于四环素类、异噁唑类半合成青霉素和呋喃妥因治疗泌尿系统感染；而碳酸氢钠碱化尿液，可促进酸性药物中毒时从尿排泄，有利于氨基苷类、头孢菌素类、大环内酯类、氯霉素等抗生素治疗泌尿系统感染。

3. 白细胞　尿中白细胞增加主要见于泌尿系统炎症，如细菌感染的肾盂肾炎、尿道炎、前列腺炎、结核、结石症，以及膀胱癌、尿道癌等恶性肿瘤等疾病。急性炎症时多见中性粒细胞，慢性炎症多见淋巴细胞或单核细胞，特别是肾移植排异反应和肾路淋巴瘘管尿中淋巴细胞增多，应用抗生素、抗癌药物引起的间质性肾炎则以淋巴细胞、单核细胞为主体的白细胞管型增加。过敏性炎症、变态反应性疾病引起的泌尿系炎症可见嗜酸性粒细胞增多。

4. 亚硝酸盐　尿亚硝酸盐阳性常见于大肠埃希菌引起的泌尿系统感染，但必须同时符合以下三个条件：感染的细菌含有硝酸盐还原酶、食物中含有适量的硝酸盐和尿液样品在膀胱停留间隔 4 小时以上，并除外药物等干扰因素，此实验诊断大肠埃希菌感染的符合率为 80%，反之呈阴性结果。因此本实验阴性并不能排除菌尿的可能；同样，亚硝酸盐阳性也不能完全肯定泌尿系统感染，样品放置过久或污染可呈假阳性，应结合其他尿液检查结果综合分析，得出正确的判断。

5. 蛋白质

（1）生理性蛋白尿（或无症状性蛋白尿）：指泌尿系统并无器质性病变，而是由于各种体内环境因素对正常机体的影响所导致的尿蛋白含量增多，分为功能性蛋白尿和体位性蛋白尿。① 功能性蛋白尿：是指机体剧烈运动、发热、低温刺激、精神紧张、交感神经兴奋等所致的暂时性轻度的蛋白尿。其形成机制可能是由于上述诸因素使肾血管痉挛或充血，导致肾小球毛细血管壁的通透性增加。一旦诱发因素消失，尿蛋白也迅速消失，尿蛋白定量试验示尿蛋白 < 0.5g/24 小时，多见于青少年。② 体位性蛋白尿：又称直立性蛋白尿，是指由于直立位或腰部前突时引起的轻度或中度蛋白尿。其特点为夜间尿蛋白定性为阴性，起床活动若干时间后出现蛋白尿，再平卧后又转为阴性，常发生于青少年，一般随年龄增长而消失。此种蛋白尿的发生机制尚不完全明了，可能与直立时前突的脊柱压迫肾静脉，以及直立时由于肾向下移动，肾静脉被动扭曲，而使肾脏处于暂时瘀血

状态，淋巴血流受阻有关。此类蛋白尿定性试验阳性可达（++），甚至（+++），但卧床休息后又消失。

（2）病理性蛋白尿：指泌尿系统因器质性病变，尿内持续出现蛋白。导致蛋白尿的原因很多，通常可归纳为以下五种。① 肾小球性蛋白尿：由于肾小球滤过膜受损而使通透性增加，滤出较多的血浆蛋白，超过了肾小管重吸收的能力。此型蛋白尿最为常见，蛋白尿以白蛋白为主，尿蛋白定量常大于 2g/24h，主要见于肾小球疾病（如急性肾小球肾炎）、某些继发性肾病（如糖尿病肾病）、免疫复合物病（如系统性红斑狼疮）等。② 肾小管性蛋白尿：由于炎症或中毒引起近曲小管对低分子量蛋白质的重吸收障碍而导致的以低分子量蛋白质为主的蛋白尿。此类蛋白尿的特点是以 β_2- 微球蛋白、溶菌酶等增多为主，白蛋白正常或轻度增多，主要见于肾盂肾炎、间质性肾炎、肾小管性酸中毒、重金属（汞、镉、铋）中毒等。③ 混合性蛋白尿：由于肾病同时累及肾小球和肾小管而产生的蛋白尿。此类蛋白尿的特点是白蛋白、低分子量蛋白质和高分子量蛋白质同时增多，主要见于肾小球疾病后期（如慢性肾炎、慢性肾功能不全）、全身性疾病同时侵犯肾小球和肾小管（如狼疮肾炎、多发性骨髓瘤等）。④ 溢出性蛋白尿：主要是血液循环中出现低分子量蛋白质（如游离血红蛋白、肌红蛋白及溶菌酶）或本周蛋白过多，肾小球滤过及肾小管重吸收功能均正常而溢出尿液中。此类蛋白尿主要见于多发性骨髓瘤、肌肉严重损伤或急性血管内溶血、髓性单核细胞白血病等。⑤ 组织性蛋白尿：是指在尿液形成过程中，肾小管代谢产生的和肾组织破坏分解的蛋白质，以及炎症或药物刺激泌尿系统分泌的蛋白（如 Tamm-Horsfall 糖蛋白等）。

6. 葡萄糖　尿糖阳性见于糖尿病、肾性糖尿病、甲状腺功能亢进等。内服或注射大量葡萄糖及精神激动等也可致阳性反应。

7. 尿酮体　尿酮体阳性见于如下情况。① 糖尿病酮症酸中毒：由于糖利用减少，分解脂肪产生酮体增加而引起酮症。未控制或治疗不当的糖尿病出现酸中毒或昏迷时，尿酮体检查极有价值。应与低血糖、心脑疾病酸中毒或高血糖渗透性糖尿病昏迷相区别。酮症酸中毒时尿酮体阳性，而后者尿酮体一般不增高，但应注意糖尿病酮症者肾功能严重损伤而肾阈值增高时，尿酮体亦可减少，甚至完全消失。② 非糖尿病酮症：如感染性疾病（肺炎、伤寒、败血症、结核病等发热期）、严重呕吐、腹泻、长期饥饿、禁食、全身麻醉后等均可出现酮症，这些情况相当常见。妊娠期妇女因妊娠反应，呕吐、进食少、体脂降解代谢明显增多，发生酮症而致酮尿。③ 中毒：如三氯甲烷、乙醚麻醉后、磷中毒等。④ 药物：服用苯乙双胍时，由于药物有抑制细胞呼吸的作用，可出现血糖正常、尿酮体阳性的现象。

8. 尿胆原　正常人为弱阳性反应，尿液稀释 20 倍后多为阴性；尿胆原阴性常见于完全阻塞性黄疸；尿胆原增加常见于溶血性疾病及肝实质性病变（如肝炎）。

9. 胆红素　胆红素定性阳性常见于肝实质性（病毒性、中毒性肝炎）及阻塞性（胆石症及其他原因引起）黄疸。在肝实质性及阻塞性黄疸时，血液中结合胆红素增高，超过肾阈时，可以从尿中排出。对于溶血性黄疸患者，结合胆红素多不增高，尿中无胆红素，本试验一般为阴性。

10. 尿血红蛋白　尿液红细胞(隐血)阳性常见于急性和慢性肾小球肾炎、急性膀胱炎、肾结核、肾结石、肾盂肾炎等，亦可见于出血性疾病。

11. 尿维生素 C　浓度增高，可对隐血、血红蛋白、胆红素、葡萄糖、亚硝酸盐试带反应产生严重的负干扰。本项目的测定是为了判断尿其他检测项目如试带法是否准确可靠。假阳性见于龙胆酸、*L*-多巴或尿 pH 大于 4.0 时的内源性酚及巯基化合物、半胱氨酸和硫代硫酸钠等。假阴性见于碱性尿液（因维生素 C 易分解）。

12. 尿颜色 无色多见于大量饮水、尿崩症、糖尿病、精神性多饮多尿症、肾硬化等，以上原因均伴多尿。若尿量少，颜色反而很淡，提示肾功能不良。黄褐色、黄绿色、棕绿色见于肝细胞性、阻塞性黄疸，服用大黄、番泻叶（在酸性尿中）。棕色、棕黑色见于尿路出血（在酸性尿中）、黑酸尿、黑色素瘤，服用酚、左旋多巴、来苏、甲酚、苯肼等。淡红、粉红、红色、棕色、紫红色见于血尿（肾结核、急性肾炎、泌尿系肿瘤等）、血红蛋白尿（严重挤压伤等）、卟啉尿（血卟啉病等），服用甜菜等食物染料色素及酚红、酚酞、刚果红、氨基比林、利福平、大黄、番泻叶（在碱性尿中）等药物。黄色、橙黄色见于饮水少、尿浓缩、发热性疾病、失水及其他代谢增高疾病。食用红萝卜、胡萝卜、核黄素等。蓝绿色、蓝色见于服用亚甲蓝、靛卡红、苯酚、氨苯蝶啶（尿呈淡蓝色），蓝尿布综合征，小肠阻塞、伤寒、腹膜炎所致的肠蠕动障碍及胃病（如胃癌、慢性胃炎）。乳白色见于乳糜尿（丝虫病等）、脓尿（泌尿系化脓感染）、脂肪尿（骨折、糖尿病）、大量盐类（磷酸盐、尿酸盐、碳酸盐尿）。黄色荧光见于服用核黄素、吖啶橙等。

13. 尿透明度 正常尿浑浊的主要原因是含有结晶（由于 pH 改变或温度改变后形成或析出的）。病理性浑浊可由尿中含有白细胞、红细胞及细菌等所致。尿中如有黏蛋白、核蛋白也可因 pH 变化析出产生浑浊。淋巴管破裂产生的乳糜尿也可引起浑浊。

14. 上皮细胞 分为扁平上皮细胞、大圆上皮细胞、尾形上皮细胞和小圆上皮细胞。

（1）扁平上皮细胞：相当大的多角形细胞，核小而圆，来自膀胱和阴道的上皮黏膜，大量出现说明泌尿道有卡他性病变。

（2）大圆上皮细胞：胞体大而圆，较扁平上皮细胞略小，核大而圆，来自泌尿道上皮中层，正常尿内偶见，膀胱炎时可成片脱落。

（3）尾形上皮细胞：长 20～40μm，呈带尾形或纺锤形，核较大，呈椭圆或圆形，来自尿路黏膜深层，正常尿中不见，在泌尿道较重炎症时出现。

（4）小圆上皮细胞：较白细胞略大，圆形或多边形，核大而圆，核膜清楚，胞质中可见空泡，含有颗粒，正常尿内少见，肾小管病变时可大量出现。

15. 红细胞 新鲜 RBC 为淡黄色。略有折光性，为圆盘形无核细胞，在高渗尿内可皱缩成锯齿状或星形，在低渗尿内可使血红蛋白逸出成为大小不等的空环，称血影细胞。正常尿内无或偶见 RBC，血尿见于肾炎、膀胱炎、肾结核、肾结石、肾盂肾炎等。

16. 管型 管型是蛋白质在肾小管内凝集而成的圆柱形结构，两边平行、两端钝圆，尿内有多量管型出现时，为肾脏有病理性改变。因结构不同，分为下列数种。

（1）透明管型：无色、透明、质地均匀、基本不含颗粒，须在弱光下观察，偶见于正常尿内，当持续多量存在时才表示肾脏有病变。

（2）颗粒管型：透明管型内含颗粒，其量超过 1/3 时，称为颗粒管型。按颗粒大小分为细粒和粗粒两种，颗粒管型的出现，常见于急、慢性肾炎或肾小球肾炎。

（3）细胞管型：透明管型内含细胞量超过管型体积的 1/3 时，称为细胞管型，分为红细胞管型、白细胞管型和上皮细胞管型，在细胞管型出现时，表示肾脏病处于急性期。

（4）蜡样管型：浅灰色、蜡黄色，有折光性，较厚较粗而短，两端不齐呈折断状，边缘常有缺口，有时形如分节或扭曲状，颇似石蜡，见于慢性肾炎晚期及淀粉样变时。

17. 结晶　在酸性尿液中常见尿酸盐结晶、草酸钙结晶、无定形尿酸盐等。在碱性尿液中常见无定形磷酸盐结晶及三联磷酸盐结晶等。

（朱喜丹）

实验五　浆膜腔积液常规和细胞形态检查

【实验目的】

通过教师示教，学生动手操作，使学生掌握浆膜腔积液的理学检查、黏蛋白定性检查、有核细胞计数与分类及细胞形态检查的原理和方法，并掌握其正常值及临床意义。

【实验原理】

1. 浆膜腔积液理学检查

（1）颜色：漏出液多为淡黄色；渗出液随病因而变化，可呈深浅不同的黄色、红色、乳白色等颜色。

（2）透明度：漏出液多清晰透明或微浑；渗出液因含大量细胞、细菌而呈不同程度的浑浊。乳糜液由于含有大量脂肪也呈浑浊外观。

（3）凝固性：漏出液中纤维蛋白原含量低，一般不凝固；渗出液因含有纤维蛋白原等凝血因子，当有细胞破坏释放出凝血活酶时，易发生凝固或形成凝块；但如渗出液中含纤维蛋白溶解酶时，则不易出现凝固。

2. 浆膜腔积液化学检查（黏蛋白定性试验，Rivalta 试验）　当受到炎症刺激时，浆膜上皮细胞可分泌大量的黏蛋白，黏蛋白是一种酸性糖蛋白，其等电点 pH 3～5，可在稀乙酸溶液中析出，产生白色云雾状沉淀。

【实验器材】

1. 仪器　光学显微镜。

2. 试剂　乙酸、蒸馏水、白细胞稀释液、瑞氏染液。

3. 耗材　100ml 量筒、滴管、载玻片、蜡笔、改良牛鲍氏计数板、盖玻片、纱布等。

【操作步骤】

1. 浆膜腔积液的理学检查

（1）观察颜色：肉眼观察颜色变化，根据观察到的颜色如实报告。

（2）观察透明度：轻摇标本并肉眼观察透明度的变化，根据观察到的透明度如实报告。一般用清澈透明、微浑、浑浊等报告浆膜腔积液的透明度。

（3）观察凝固性：倾斜试管，肉眼观察有无凝块形成，结果可报告"无凝块"或"有凝块"。

2. 浆膜腔积液黏蛋白定性试验

（1）加试剂：在 100ml 量筒中加入 100ml 蒸馏水，再用滴管滴入 0.1ml 的乙酸（2～3 滴），充分混匀（pH 3～5），静置数分钟。

（2）加标本：用滴管吸取浆膜腔积液靠近量筒液面垂直逐滴轻轻滴下。

（3）观察结果：立即在黑色背景下观察有无白色云雾状沉淀生成及其下降程度。

（4）结果判断

-：清晰不显雾状。

±：渐呈白雾状。

+：加入标本即出现白雾状。

++：白薄云状。

+++：白浓云状。

3. 浆膜腔积液显微镜检查

（1）有核细胞计数

1）直接计数法（适用于有核细胞数不高的清晰透明或微浑的浆膜腔积液）：在小试管内加入乙酸 1～2 滴，转动试管，使内壁黏附少许乙酸后倾去。滴加混匀的浆膜腔积液 3～4 滴，混匀，放置数分钟以破坏红细胞。然后将混匀的积液充入牛鲍氏计数板 2 个计数池内，通过低倍镜观察计数 10 个大方格内的有核细胞数，再换算成每升浆膜腔积液中的白细胞数。

2）稀释计数法（适用于浑浊的浆膜腔积液）：用白细胞稀释液对标本进行一定倍数的稀释，同时破坏红细胞。充分混匀后，用微量吸管吸取稀释浆膜腔积液充入 1 个计数池。静置 2～3 分钟，低倍镜计数 1 个计数池内的四角和中央大方格共 5 个大方格内的有核细胞数。根据 5 个大方格内的有核细胞数和稀释倍数计算每升浆膜腔积液的有核细胞数。

（2）有核细胞分类

1）直接分类法：有核细胞计数后，将低倍镜转换为高倍镜，根据细胞形态和细胞核形态进行直接分类。分别计数单个核细胞（包括淋巴细胞、单核细胞和间皮细胞）和多个核细胞（粒细胞），共计 100 个，并以百分率表示。

2）涂片染色分类：将标本 1500r/min 离心 10 分钟，取沉淀物推片，室温下自然干燥，瑞氏染色 5～10min，冲洗、晾干。在体尾交界处油镜下分类 100～200 个有核细胞。

【参考区间】

1. 外观 淡黄色、清晰透明、不易凝固。

2. 黏蛋白定性试验 阴性。

3. 有核细胞计数 漏出液 $< 100 \times 10^6/L$，渗出液 $> 500 \times 10^6/L$。

【临床意义】

显微镜检查临床意义

（1）中性粒细胞增高：常见于化脓性渗出液（细胞总数常超过 $1000 \times 10^6/L$）、结核性早期渗出液。

（2）淋巴细胞增高：主要见于结核、梅毒、肿瘤或结缔组织病所致的渗出液；如同时出现胸膜腔积液 T 淋巴细胞增多，外周血液 T 淋巴细胞减少，且两者之比 > 1 时，则更支持诊断；也见于慢性淋巴细胞白血病、乳糜胸膜腔积液；如见大量浆细胞样淋巴细胞，可能是骨髓瘤。

（3）嗜酸性粒细胞增多：常见于变态反应和寄生虫病所致的渗出液；也见于多次反

复穿刺、人工气胸、术后积液、结核性渗出液吸收期、系统性红斑狼疮、充血性心力衰竭、肺梗死、霍奇金病、间皮瘤等。

（4）寄生虫：乳糜样积液离心后沉淀物中可检查有无微丝蚴；棘球蚴病患者胸膜腔积液可检查有无棘球蚴头节和小钩；阿米巴积液可检查有无阿米巴滋养体。

（5）其他：胆固醇结晶可见于陈旧性胸膜腔积液脂肪变性及胆固醇性胸膜炎积液，含铁血黄素颗粒可见于浆膜腔出血。

【注意事项】

1. 标本　浆膜腔积液一般分装在 2 支试管内送检，一管是 EDTA 抗凝管（10ml），用于细胞学检查，以避免标本凝固引起细胞变性破坏；另一管不加抗凝剂，用以观察有无凝固现象。标本应尽快送检和检测，收到标本后尽快制片（用于染色分类）。

2. 理学检查结果判断　标本呈黄色，云雾状浑浊，甚至脓性浑浊，凝固性高，比重增高，一般为渗出液，多见炎症性积液；浅黄色、清晰或微浑的标本一般为漏出液，一般无凝固。在观察标本时还应注意：① 当标本外观改变不明显或难以观察时，应以黑色为背景，灯光下仔细观察。② 当标本中含有大量的纤溶酶时，可将纤维蛋白溶解，使渗出液看不到凝块，应结合其他试验分析标本情况。

3. 黏蛋白定性试验

（1）器材与试剂：① 量筒的高度与蒸馏水的量要足够。② 在量筒中加入乙酸及蒸馏水后应充分混匀，否则会产生假阴性。③ 可根据漏出液的主要成分制备基础液，在其中加入黏蛋白作为阳性对照。④ 保证 pH3 ～ 5 的酸碱度，加乙酸不宜过多，以免 pH 远离黏蛋白的等电点产生假阴性（可以 pH 试纸检测）。

（2）标本：浑浊浆膜腔积液经离心沉淀后，用上清液检查黏蛋白。

结果判断：① 加入标本后应立即仔细观察结果，开始浑浊明显但中途消失者为阴性。② 标本中球蛋白含量增高可致试验假阳性，应进行鉴别试验，方法是先将标本滴入未加乙酸的蒸馏水中观察，球蛋白不溶于水而出现白色云雾状沉淀。③ 黏蛋白定性试验常用于漏出液与渗出液的鉴别：漏出液中只有微量的黏蛋白，试验多为阴性，后者多为阳性。

4. 有核细胞计数与分类

（1）如有核细胞不足 100 个，有核细胞直接分类计数可直接写出单个核细胞和多个核细胞的具体数量；染色分类可不做分类，但应描述以什么细胞为主。

（2）有核细胞直接分类误差大，尤其是陈旧性、细胞变形的标本，故推荐采用涂片染色分类法计数。

（3）离心：普通斜式离心机比水平离心机更好，因为离心后的试管沉淀聚于一侧，更方便吸管把管底多余液体吸尽。离心速度一般控制在 1500r/min，约 10 分钟，速度太慢影响离心效果，速度太快导致巨噬细胞、肿瘤细胞等有黏性细胞堆集，不易分散，增加分析难度。

（4）浓缩：相当于增加了检测的积液数量，只要做好浓缩这一步骤，常规送检量的积液检验就可以大大提高阳性的检测率。没有浓缩就很难提升对积液细胞的检测效果和分析水平，就如同观看稀释的骨髓片一样，效果大减。所以，要求将沉渣以外的液体尽量吸干，试管底部剩余沉渣只能推 1 ～ 3 张涂片。个别积液若沉渣太浓（或细胞太多），可酌情增加残留液体。

（5）推制涂片：是首选方法，涂片分布有体、尾部，细胞分布层次清晰，特别是大细胞和成堆细胞主要分布在片尾，易发现，可缩短阅片时间。推片时还应注意控制推片角度，避免推制涂片太薄或太厚，沉渣黏度高时，推片角度尽量变小、推片速度尽量放慢，以免涂片太厚。涂圈制片法只适合检测细胞过少的情况，而且涂圈半径控制在 0.5～1cm 为宜。不推荐用脑脊液专用离心机制片，因为检测量少、较难控制，且也无涂片尾部的优势。

（6）阅片与分类方法：低倍镜下观看整张涂片，再在片尾仔细寻找有无成堆细胞、体积巨大细胞及其他异常有形成分，若临床没有肿瘤病史或片尾没有发现异常细胞，可减少阅片时间，直接在体尾交界处分类 100～200 个有核细胞。分类时要兼顾片尾的大细胞和片中、片头部的小细胞，一般片尾巨噬细胞和间皮细胞偏多，涂片中间和头后部淋巴细胞偏多。若发现片尾有问题，应用油镜观察，看到不典型细胞不要急于下定论，要等找到更典型细胞后再回头认识这些不典型细胞。异常细胞太少时还要阅完该标本的所有涂片。寻找细菌、真菌等微生物不少于 100 个油镜视野，因在常规工作中，这些特殊成分的发现对临床诊断和治疗及明确下一步检查措施的意义重大。

（张刘丽）

实验六　离子选择电极法测定血清电解质

【实验目的】

掌握离子选择电极法测定血清钾、钠、氯、钙的基本原理及临床意义。

【实验原理】

离子选择电极（ion selective electrodes，ISE）法是一类利用膜电势测定溶液中离子活度或浓度的电化学传感器，当它和含待测离子的溶液接触时，在它的敏感膜和溶液的相位界面上产生与该离子活度直接有关的膜电势。这一类电极有一层特殊的电极膜，电极膜对特定的离子具有选择性响应，电极膜的电位与待测离子含量之间的关系符合能斯特公式。

$$E = E_0 + \frac{2.303RT}{nF}\log(C_x \cdot f_x)$$

式中，E 为离子选择电极在测量溶液中的电位；E_0 为离子选择电极的标准电极电位；R 为摩尔气体常数 [8.314J/（K·mol）]；n 为待测离子的电荷数；T 为绝对温度（K）；F 为法拉第常数（96 487C/mol）；C_x 为待测离子浓度；f_x 为待测离子活度系数。

【实验器材】

1. 器材　电解质分析仪及常用的四种电极（包括钾电极、钠电极、氯电极、参比电极）。
2. 试剂　配套试剂，包括高、低浓度斜率液，去蛋白液，电极活化液。

【操作步骤】

不同的电解质分析仪，操作方法不同，应严格按仪器说明书要求进行操作，一般程序如下。
1. 开启仪器，清洗管道。

2. 用高、低斜率液进行两点定标。

3. 定标通过后，进行质控物和样品测量。

4. 测定结果由微处理机处理后打印数值。

5. 操作完毕，清洗电极和管道。

6. 关机或进入待命状态。

【参考区间】

1. 血清钾　3.5 ～ 5.5mmol/L。

2. 血清钠　135 ～ 145mmol/L。

3. 血清氯　96 ～ 108mmol/L。

4. 血清钙　2.25 ～ 2.75mmol/L。

【临床意义】

1. 血清钾

（1）低血钾：血清钾浓度低于 3.5mmol/L。

1）摄取减少：长期禁食、厌食、少食。

2）钾向细胞内移行：胰岛素治疗、碱中毒、周期性瘫痪（低血钾型）等。

3）尿中钾排泄增加

A. 盐皮质激素分泌增多：原发性醛固酮增多症、17α- 羟化酶缺乏症、库欣（Cushing）综合征、异位性促肾上腺皮质激素腺瘤（ACTH）、巴特综合征（低醛固酮症和低血钾性碱中毒的肾小球旁器增生综合征）、继发性醛固酮增多症（恶性高血压、肾血管性高血压）、肾小球旁器细胞瘤、大量口服甘草等。

B. 远端肾小管流量增加：利尿剂（排钾）、失钾性肾炎。

C. 肾小管性酸中毒。

D. Fanconi 综合征（范科尼综合征）。

4）钾从消化道丢失增加：呕吐、腹泻、结肠癌、绒毛腺瘤、Zollinger-Ellison 综合征、WDHA 综合征（水样腹泻和低血钾症伴有胰岛细胞腺瘤综合征）、服用泻药等。

5）大量发汗。

（2）高血钾：高于 5.5mmol/L。

1）补钾过多：口服（特别是肾功能不全尿量减少时）或静脉补钾过多。

2）钾向细胞外移行：假性高钾血症、酸中毒、胰岛素缺乏、组织坏死、使用大剂量洋地黄、周期性瘫痪（高血钾型）、使用琥珀酰胆碱等。

3）尿钾排泄减少：急慢性肾衰竭或细胞外液量减少等。

4）皮质类固醇激素活性降低：艾迪生病、肾素 - 血管紧张素 - 醛固酮系统功能低下、假性醛固酮过低症、服用药物（螺内酯）等。

2. 血清钠

（1）低血钠：低于 135mmol/L。

1）合并细胞外流量减少的低钠血症

A. 肾性钠丢失（尿钠浓度＞ 20mmol/L）：艾迪生病、失盐性肾炎、利尿剂、渗透性利尿。

B. 肾外钠丢失（尿钠浓度＜ 10mmol/L）：从消化道丢失、严重灼伤、第三间隙异常。

2）合并细胞外液量增加的低钠血症：心功能不全、肝硬化、肾病综合征（尿钠浓度＜10mmol/L）；慢性和急性肾功能不全（尿钠浓度不定）。

3）细胞外液量正常（或轻度增加）的低钠血症（尿钠排泄钠摄取量）：抗利尿激素分泌失调综合征、尿崩症、黏液性水肿、脑垂体功能不全。

（2）高血钠：高于145mmol/L。

1）脱水

A. 蒸发：发汗的增加 [发热、高温（环境）、灼伤等，呼吸道感染]。

B. 肾性排水量增加（肾性失水）：肾性尿崩症；渗透性利尿。

C. 下视丘功能障碍：中枢性尿崩症；原发性高钠血症。

2）钠负荷过剩

A. 输入过多高渗氯化钠、碳酸氢钠溶液。

B. 摄取钠过剩。

3）钠潴留

A. 原发性醛固酮增多症。

B. 库欣综合征。

3. 血清氯

（1）降低

1）体内氯化物丢失过多：严重的呕吐、腹泻、胃肠道引流；糖尿病酸中毒；慢性肾衰竭；失盐性肾炎；艾迪生病。

2）摄入氯化物过少：出汗过多，未补充食盐；慢性肾炎，长期忌盐饮食后；心力衰竭，长期限盐并大量利尿后。

（2）升高

1）体内氯化物排出减少：泌尿道阻塞、急性肾小球肾炎无尿者；肾血流量减少，如充血性心力衰竭。

2）摄入氯化物过多。

3）换气过度所致的呼吸性碱中毒。

4）高钠血症脱水时。

4. 血清钙

（1）血清钙减低：多见于婴幼儿。

1）甲状旁腺功能低下：见于原发性甲状旁腺功能低下、甲状腺切除手术后、放射性治疗甲状腺癌时伤及甲状旁腺等情况。

2）维生素 D 缺乏：食物中缺乏、阳光照射少、消化系统疾病等，使血钙、血磷均下降，使得钙、磷乘积下降。婴幼儿缺乏维生素 D 可引起佝偻病，成人引起骨软化病。

3）新生儿低钙血症：是新生儿时期常见惊厥原因之一。

4）长期低钙饮食或吸收不良：严重乳糜泻时，食物中的钙与未吸收的脂肪酸结合，生成钙皂，排出体外，造成低钙。

5）严重肝病、慢性肾病、尿毒症、远曲小管性酸中毒等可使血清钙下降，血浆蛋白减低时可使非扩散性钙降低。

6）血 pH 可影响血清游离钙浓度。碱中毒时总钙不变，离子钙可有改变。碱中毒离子钙下降是产生手足抽搐的主要原因。酸中毒，pH 下降，游离钙浓度可相对增加。

（2）血清钙升高

1）原发性甲状旁腺功能亢进，产生过多的甲状旁腺素，多见于甲状旁腺腺瘤，X线检查可见骨质疏松等情况。

2）甲状旁腺素异位分泌：某些恶性肿瘤可以分泌甲状旁腺素，如肾癌、支气管癌等。但此种情况如未发现原发癌瘤，则很难诊断。

3）恶性肿瘤骨转移：是引起血钙升高最常见的原因。

恶性肿瘤伴有骨转移时有大量骨质破坏，而肾和肠又不能及时清除过多的钙，遂引起高血钙。

4）维生素D中毒：由长期大量服用维生素D引起，但此种情况是可以避免的。

5）其他：高血钙还可见于类肉瘤病、肾上腺功能不全、急性肾功能不全、酸中毒、脱水等情况。

【注意事项】

1. 电解质分析仪一般24小时处于开机状态。

2. 每日工作后需对仪器进行清洗，并定期维护。

3. 仪器安装平稳，避免震动，避免阳光直射以及潮湿。

4. 避免标本溶血，否则结果可示血钾偏高。

5. 标本应及时分离血清，时间过长，红细胞内钾外逸，会使结果偏高。

6. 输入葡萄糖液后所取标本可能使结果偏低，因 K^+ 可随葡萄糖移入细胞内。

7. 标本应在室温下保存，不要冷冻，否则 Na^+/K^+-ATP 酶不能维持内外平衡，而造成细胞内钾外移，使测定结果偏高。

8. 标本采集后尽快测定，不要超过1小时，否则标本 pH 会发生变化。

9. 因样品中可能含有致病细菌或病毒，对仪器更换下来的所有连接管、泵管、电极及废液，都应做专门处理后废弃。

（顾　勇）

实验七　电化学发光法测定肌酸激酶同工酶

【实验目的】

掌握电化学发光法测定肌酸激酶同工酶（CK-MB）的原理，熟悉电化学发光法测定CK-MB的临床意义，了解电化学发光法测定CK-MB的操作步骤和注意事项。

【实验原理】

电化学发光法（electro-chemiluminescence，ECL）是一种在电极表面由电化学引发的特异性化学发光反应。待测样品、生物素化单克隆抗CK-MB抗体和标记钌配合物的单克隆CK-MB特异性抗体可反应形成夹心式复合物。加入链酶亲和素包被的微粒后，通过生物素和链霉亲和素之间的相互作用，配合物结合成固体相。反应混合物在测量池内通过电磁作用将微粒吸附到电极表面，移除未结合的物质，对电极加电压，产生化学发光，通过光电倍增管进行测量。结果用定标曲线进行定量分析，发光强度与待测样品浓度呈线性关系。

【实验器材】

1. 仪器　电化学发光分析仪、离心机。
2. 试剂　肌酸激酶同工酶检测试剂盒（电化学发光法）。
3. 耗材　反应管或移液器吸头。

【操作步骤】

1. 样品检验前的处理　室温静置 30 分钟，3000r/min，相对离心力为 1080g，离心 5 分钟分离血清。

2. 上机检测　检测仪器，确保仪器状态良好且室内质控结果是在控。将离心后的盐工放于仪器的进样区域，设定好相关参数后开始检测。

3. 仪器维护　待所有样品检测完成后，记录本次实验结果，对仪器进行管路清洗等日常维护工作，关机或设为待机状态。

4. 检验后样品保存　临床样品检测后，一般用样品保鲜盒装好，保存在环境温度 2 ~ 8℃ 的样品库中，保存期为 7 天。

【注意事项】

1. 脂血、溶血对测定结果有一定的影响。标本采集后应及时送检，若在 24 小时内无法完成检测，应置于 -20℃ 中冷冻保存。

2. 抗凝剂对电化学发光法测定 CK-MB 有一定影响，因此最好用血清标本。

【临床意义】

1. 参考区间　女性 CK-MB ＜ 3.61μg/L，男性 CK-MB ＜ 4.87μg/L。

2. CK-MB 增高的临床意义

（1）急性心肌梗死（AMI）：CK-MB 对 AMI 早期诊断的灵敏度明显高于总 CK，其阳性检出率达 100%，且具有高度的特异性，其灵敏度为 17% ~ 62%，特异性为 92% ~ 100%。CK-MB 一般在发病后 3 ~ 8 小时增高，9 ~ 30 小时达高峰，48 ~ 72 小时恢复正常水平。CK-MB 高峰时间与预后有一定关系，CK-MB 高峰出现早较出现晚者预后好。

（2）其他心肌损伤：心绞痛、心包炎、慢性心房颤动、安装起搏器等，CK-MB 也可增高。

（3）肌肉疾病及手术：骨髓肌疾病时 CK-MB 增高，但 CK-MB/CK 常小于 6%，由此可与心肌损伤鉴别。

实验八　电化学发光法测定心肌肌钙蛋白 T

【实验目的】

掌握电化学发光法测定心肌肌钙蛋白 T（cTnT）的原理，熟悉电化学发光法测定 cTnT 的临床意义，了解电化学发光法测定 cTnT 的操作步骤和注意事项。

【实验原理】

电化学发光法是一种在电极表面由电化学引发的特异性化学发光反应。待测样品、生物素化 cTnT 特异性单克隆抗体和标记钌配合物的 cTnT 特异性抗体反应可形成抗原抗体夹心式复合物。加入链霉亲和素包被的微粒后，通过生物素和链霉亲和素之间的相互作用，复合体与磁珠结合。反应混合物在测量池内通过电磁作用将磁珠吸附在电极表面，移除未结合的物质，给电极加以一定的电压，使复合体化学发光，通过光电倍增器测量发光强度。结果用定标曲线进行定量分析，发光强度与待测样品浓度呈线性关系。

【实验器材】

1. 仪器　电化学发光分析仪、离心机等。
2. 试剂　肌钙蛋白 T 检测试剂盒（电化学发光法）。
3. 耗材　反应管、移液器吸头等。

【操作步骤】

1. 样品检验前的处理　室温静置 30 分钟，3000r/min，相对离心力 1080g，离心 5 分钟分离血清。

2. 上机检测　检测仪器，确保仪器状态良好且室内质控结果是在控。将离心后的样品放于仪器的进样区域，设定好相关参数后开始检测。

3. 仪器维护　待所有样品检测完成后，记录本次实验结果，对仪器进行管路清洗等日常维护工作，关机或设为待机状态。

4. 检验后样品保存　临床样品检测后，一般用样品保鲜盒装好，保存在温度 2 ～ 8℃的样品库中，保存期为 7 天。

【注意事项】

1. 脂血、溶血对测定结果有一定的影响。标本采集后应及时送检，若在 24 小时内无法完成检测，应置于 –20℃中冷冻保存。

2. 抗凝剂对电化学发光法测定 cTnT 有一定影响，因此最好用血清标本。

【临床意义】

1. 参考区间　cTnT < 0.014μg/L。

2. cTnT 增高的临床意义

（1）诊断 AMI：cTnT 是诊断 AMI 的确定性标志物。AMI 发病后 3 ～ 6 小时的 cTnT 即升高，14 ～ 24 小时达到峰值，其峰值可为参考值的 30 ～ 40 倍，恢复正常需要 10 ～ 15 天。其诊断 AMI 的灵敏度为 50% ～ 59%，特异性为 70% ～ 96%，故其特异性明显优于 CK-MB 和 LD。对非 Q 波性、亚急性心肌梗死或 CK-MB 无法诊断的患者更有价值。

（2）判断微小心肌损伤：不稳定型心绞痛（unstable angina pectoris，UAP）患者常发生微小心肌损伤（minor myocardial damage，MMD），这种心肌损伤只有检测 cTnT 才能确诊。因此，cTnT 水平变化对诊断 MMD 和判断 UAP 预后有重要价值。

（3）预测血液透析患者心血管事件：肾衰竭患者反复血液透析可引起血流动力学和

血脂异常，因此所致的心肌缺血性损伤是导致患者死亡的主要原因之一，及时检测血清cTnT 浓度变化，可预测其心血管事件发生。cTnT 增高提示预后不良或发生猝死的可能性增大。

（4）其他：① cTnT 也可作为判断 AMI 后溶栓治疗是否出现冠状动脉再灌注、以及评价围术期和经皮腔内冠状动脉成形术（percuta-neous transluminal coronary angioplasty，PTCA）心肌受损程度的较好指标。② 钝性心肌外伤、心肌挫伤、甲状腺功能减退患者的心肌损伤、药物损伤、严重脓毒血症所致的左心衰时 cTnT 也可升高。

实验九　电化学发光法测定肌红蛋白

【实验目的】

掌握电化学发光法测定肌红蛋白（Myo）的原理，熟悉电化学发光法测定 Myo 的临床意义，了解电化学发光法测定 Myo 的操作步骤和注意事项。

【实验原理】

电化学发光法是一种在电极表面由电化学引发的特异性化学发光反应。待测样品、生物素化的抗肌红蛋白单克隆抗体和标记钌配合物的肌红蛋白单抗可反应形成抗原抗体夹心式复合物。加入链霉亲和素包被的微粒后，通过生物素和链霉亲和素之间的相互作用，复合体与磁珠结合。反应混合物在测量池内通过电磁作用将磁珠吸附在电极表面，移除未结合的物质，给电极加以一定的电压，使复合体化学发光，通过光电倍增器测量发光强度。结果用定标曲线进行定量分析，发光强度与待测样品浓度呈线性关系。

【实验器材】

1. 仪器　电化学发光分析仪、离心机等。
2. 试剂　肌红蛋白检测试剂盒（电化学发光法）。
3. 耗材　反应管、移液器吸头等。

【操作步骤】

1. 样品检验前的处理　室温静置 30 分钟，3000r/min，相对离心力 1080g，离心 5 分钟分离血清。

2. 上机检测　检测仪器，确保仪器状态良好且室内质控结果是在控。将离心后的样品放于仪器的进样区域，设定好相关参数后开始检测。

3. 仪器维护　待所有样品检测完成后，记录本次实验结果，对仪器进行管路清洗等日常维护工作，关机或设为待机状态。

4. 检验后样品保存　临床样品检测后，一般用样品保鲜盒装好，保存在环境温度 2 ~ 8℃的样品库中，保存期为 7 天。

【注意事项】

1. 脂血、溶血对测定结果有一定的影响。标本采集后应及时送检，若在 24 小时内无法完成检测，应置于 –20℃中冷冻保存。

2. 抗凝剂对电化学发光法测定 Myo 有一定影响，因此最好用血清标本。

【临床意义】

参考区间：成人 Myo < 70μg/L。

Myo 增高的临床意义：

（1）诊断 AMI：Myo 的相对分子质量小，心肌细胞损伤后即可从受损的心肌细胞中释放，故在 AMI 发病后 0.5 ～ 2 小时即可升高，5 ～ 12 小时达到高峰，18 ～ 30 小时恢复正常，所以 Myo 可作为早期诊断 AMI 的指标，明显优于 CK-MB 和 LD。Myo 诊断 AMI 的灵敏度为 50% ～ 59%，特异性为 77% ～ 95%。另外，也可用 Myo 与碳酸酐酶同工酶Ⅲ（CA Ⅲ）的比值诊断 AMI。Myo/CA Ⅲ值于 AMI 发病后 2 小时增高，其灵敏度和特异性高于 CK 或 CK-MB，也是早期诊断心肌损伤的指标之一。

（2）判断 AMI 病情：Myo 主要由肾脏排泄，AMI 患者血清中增高的 Myo 很快从肾脏清除，发病后一般 18 ～ 30 小时即可恢复正常。如果此时 Myo 持续增高或反复波动，提示心肌梗死持续存在，或再次发生心肌梗死以及梗死范围扩展等。

（3）其他：① 骨骼肌损伤，如急性肌肉损伤、肌病。②休克。③急性或慢性肾衰竭。

（钟　宇）

实验十　血糖的实验室检测

【实验目的】

了解血糖（glucose，Glu）常用的实验室检测方法；掌握血糖的临床意义；能解读血糖的实验室检测报告。

【实验原理】

1. 己糖激酶法　在己糖激酶（HK）的催化作用下，葡萄糖被腺苷三磷酸（ATP）磷酸化，生成葡萄糖 -6- 磷酸（G-6-P）和腺苷二磷酸（ADP）。G-6-P 在葡萄糖 -6- 磷酸脱氢酶（G-6-PD）的催化作用下氧化，生成 6- 磷酸葡萄糖酸（6-PG），同时使烟酰胺腺嘌呤二核苷酸磷酸（NADP$^+$）或烟酰胺腺嘌呤二核苷酸（NAD$^+$）分别还原成还原型烟酰胺腺嘌呤二核苷酸磷酸（NADPH）或还原型烟酰胺腺嘌呤二核苷酸（NADH）。反应式如下：

$$葡萄糖 + ATP \xrightarrow{\text{HK}} G\text{-}6\text{-}P + ADP$$

$$G\text{-}6\text{-}P + NAD(P)^+ \xrightarrow{\text{G-6-PD}} 6\text{-}PG + NAD(P)H + H^+$$

反应式中 NADPH 或 NADH 生成的速率与样本中葡萄糖的浓度成正比，NADPH 或 NADH 均在波长 340nm 处有吸收峰，通过测量反应终点相对于反应前的吸光度上升数值，可计算葡萄糖浓度。

2. 葡萄糖氧化酶法　β-D- 葡萄糖在葡萄糖氧化酶（GOD）的催化作用下氧化生成 D- 葡萄糖酸，并产生过氧化氢（H$_2$O$_2$），在过氧化氢酶（POD）的催化作用下，

H_2O_2 氧化色原性氧受体（如联大茴香胺、4- 氨基安替比林、邻联甲苯胺等），生成有色化合物，其色泽深浅与葡萄糖浓度成正比。在波长 505nm 处读取吸光度值。反应式如下：

$$\beta\text{-}D\text{-葡萄糖}+2H_2O+O_2 \xrightarrow{\text{GOD}} D\text{-葡萄糖酸}+2H_2O_2$$

$$H_2O_2+\text{色原性氧受体} \xrightarrow{\text{POD}} \text{有色化合物}+H_2O$$

【实验器材】

1. **仪器**　全自动生化分析仪、低速冷冻离心机。
2. **试剂**　葡萄糖测定试剂盒（己糖激酶法）。

【操作步骤】

1. **样品检验前的处理**　室温静置 30 分钟，相对离心力 1080g，离心 5 分钟分离血清或血浆。

2. **上机检测**　检查仪器，确保仪器状态良好且质量控制结果是在控。将离心后的样品放于仪器的进样区域，设定好相关参数后开始检测。

3. **仪器维护**　待所有样品检测完成后，记录本次实验结果，对仪器进行管路清洗等日常维护工作，关机或设为待机状态。

4. **检验后样品保存**　临床样品检测后，一般用样品保鲜盒装好，保存在温度为 2～8℃的样品库中，保存期为 7 天。

【参考区间】

成人空腹血清 / 血浆血糖正常值为 3.9～6.1mmol/L（70～110mg/dl）。

【临床意义】

血糖浓度受神经系统和激素的调节而保持相对稳定，否则会出现高血糖或低血糖。

生理性血糖增高见于饭后 1～2 小时，摄入高糖食物，紧张训练、剧烈运动和情绪紧张，肾上腺分泌增加；病理性血糖增高见于原发性糖尿病，内分泌疾病（嗜铬细胞瘤、甲状腺毒症、肢端肥大症、巨人症、库欣综合征、高血糖素瘤），胰腺疾病 [急性或慢性胰腺炎、流行性腮腺炎引起的胰腺炎、胰腺囊性纤维化、血色病（血红蛋白沉着病）、胰腺肿瘤]，抗胰岛素受体抗体及有关疾病（棘皮症、韦尼克脑病）。

生理性低血糖见于饥饿和剧烈运动后；病理性低血糖见于胰岛细胞瘤、高血糖素缺乏，对抗胰岛素的激素分泌不足，如垂体前叶功能减退、肾上腺皮质功能减退和甲状腺功能减退而使生长激素、肾上腺皮质激素和甲状腺素分泌减少，严重肝病患者，肝细胞糖原储存不足及糖原异生功能低下，肝脏不能有效地调节血糖。

【注意事项】

1. 本次实验选用的己糖激酶法是国际临床化学和实验室医学联盟（IFCC）推荐的葡萄糖测定参考方法，该法第二步反应具有较高的特异性。葡萄糖氧化酶法第一步反应有较高的特异性，该法仅对 $\beta\text{-}D\text{-}$ 葡萄糖高度特异，而葡萄糖 α 和 β 构型各占 36% 和 64%；

第二步反应易受干扰，此方法的特异性低于己糖激酶法。

2. 不同实验室具体反应条件会因所使用的仪器和试剂而异，在保证方法可靠的前提下，应按仪器和试剂说明书设定测定条件。检测样品之前应做好仪器的相关维护工作以及检测项目的校准与质量控制，确保检测结果真实可靠。

3. 轻度的溶血、黄疸、脂血、维生素 C、肝素及 EDTA 等对此方法的干扰较小或无干扰，胆红素 ≤ 514μmol/L、血红蛋白 ≤ 10g/L、甘油三酯 ≤ 11.3mmol/L 时没有观察到干扰。尽量避免样品溶血，破碎的红细胞释放其中的有机磷酸酯和一些酶可消耗 $NAD(P)^+$，所以溶血对检测具有干扰作用。在非常罕见的丙种球蛋白血症的病例，特别是 IgM 型（Waldenström 巨球蛋白血症）中，血液葡萄糖的测定结果可能不可靠。

4. 样品采集后应尽快离心分离血清或血浆。NaF 抗凝剂能较好地抑制糖酵解。

5. 请严格遵守实验室生物安全规定，在教师的监督下完成实验。

（路博文）

实验十一   平板分区划线法分纯菌种

【实验目的】

1. 了解平板分区划线法分纯菌种的基本原理。

2. 练习平板分区划线法分纯菌种的基本操作，掌握无菌操作技术。

【实验原理】

平板分区划线法是指把混合菌样品通过在平板表面分区划线稀释而获得单个菌落的方法。通常认为这种单菌落就是某微生物的"纯种"。实际上同种微生物数个细菌在一起通过繁殖也可形成一个单菌落，故在科学研究中，特别是在菌种鉴定等工作中，必须对实验菌种的单菌落进行多次划线分离，才可获得可靠的纯种。

【实验器材】

1. 仪器   恒温培养箱。

2. 试剂、耗材   酒精灯、血琼脂平板、接种环、记号笔、打火机等。

3. 菌种   大肠埃希菌和金黄色葡萄球菌的混合培养斜面菌种。

【操作步骤】

1. 点燃酒精灯，灼烧接种环、金属柄。

2. 无菌操作   采取菌种无菌操作技术，用接种环从试管斜面菌苔取一环细菌。

3. 划线接种   将一个平板分成 A、B、C、D 4 个面积不同的小区进行划线，A 区面积最小，作为待分离菌的菌源区，B 和 C 区为经初步划线稀释的过渡区，D 区则是关键的单菌落收获区，它的面积最大，出现单菌落的概率也最高。由此可知，这 4 个区的面积安排应做到 D ＞ C ＞ B ＞ A。在平板表面分四区划线，每一区操作完成均需灼烧接种环，合上平板盖，完成操作。

4. 标注   用记号笔在平板底部标注菌种名称、实验组名称等信息。

5. 整理桌面，将接种后的平板放入恒温培养箱。

【临床意义】

获得足够的单个纯种菌落，用于细菌鉴定和药物敏感实验。

【注意事项】

1. 用于平板划线的培养基，琼脂含量宜高些，否则会因平板太软而被划破。

2. 用于划线的接种环，环柄宜长些，环口应圆滑，划线时环口与平板间的夹角宜小些，动作要轻巧，以防划破平板。

3. 为了取得良好的划线效果，可事先用圆纸垫在空培养皿内画上 4 区，并用接种环练习划线动作，待通过模拟实验熟练操作和掌握划线要领后，再正式进行平板划线。

（丁银环）

实验十二　革兰氏染色

【实验目的】

掌握此革兰氏染色方法的操作技术，理解其在细菌鉴别过程的重要意义。

【实验原理】

细菌经结晶紫初染为紫色。革兰氏阳性菌（G^+）细胞壁肽聚糖层数多，且肽聚糖为空间网状结构，再经乙醇脱水，网状结构更为致密，染料复合物不易从细胞内漏出，仍为紫色。而革兰氏阴性菌（G^-）细胞壁脂类含量多，肽聚糖层数少，且肽聚糖为平面片层结构，易被乙醇溶解，使细胞壁通透性增高，结合的染料复合物容易泄漏，细菌被脱色为无色，再经苯酚复红稀释液复染成红色。

【实验器材】

1. **仪器**　光学显微镜。
2. **试剂**　革兰氏染液等。
3. **耗材**　酒精灯、试管菌种、接种环、记号笔、打火机等。

【操作步骤】

1. 点燃酒精灯，取洁净载玻片用记号笔做好标记。

2. **制片**　取少许生理盐水于载玻片中央，无菌操作分别用接种环取革兰氏阳性菌和革兰氏阴性菌于同一生理盐水中研磨均匀，制成浓度适宜的菌悬液。

3. **干燥及固定**　将载玻片在酒精灯上方微微加热烘干。让载玻片通过酒精灯火焰外缘来回 2～3 次，待冷后，进行染色。

4. **染色**（根据所购买或配制的革兰氏染液要求确定染色时间）

（1）初染：在涂片部位滴加结晶紫，染色约 10 秒。水洗：流水冲洗。

（2）媒染：在涂片部位滴加鲁氏碘液，染色约 10 秒。水洗：流水冲洗。

（3）脱色：滴加 95% 乙醇脱色，大约需时 10 秒，随即水洗。

（4）复染：在涂片部位滴加稀释的苯酚复红或沙黄染液，染色约 10 秒。水洗：流水冲洗。

5. 干燥 用吸水纸吸掉水滴，或用酒精灯微微烘干载玻片。

6. 镜检 先用低倍镜观察，发现目标菌后再用油镜观察。

7. 实验结束后，将显微镜油镜上残留的香柏油用擦镜纸拭去，将载物台降至最低处，将灯光调到最暗并关闭电源，拔下电源插头，罩上防尘罩。

【参考区间】

革兰氏阳性菌菌体呈紫色，革兰氏阴性菌菌体呈红色。

【临床意义】

1. 鉴别细菌。

2. 选择抗菌药物。

3. 与致病性有关，革兰氏阳性菌能产生外毒素，革兰氏阴性菌能产生内毒素，两者的致病作用不同。

【注意事项】

1. 酒精脱色是革兰氏染色中的重要环节，如脱色过度，则革兰氏阳性菌可能被误染为革兰氏阴性菌，如脱色不够，则革兰氏阴性菌可能被误染为革兰氏阳性菌，所以脱色时间要很好掌握。脱色时间的长短还受涂片厚薄的影响，一般涂片时取菌要少，涂片薄而均匀为好。

2. 被检菌的培养条件、培养基成分、菌龄的不同等会影响染色结果，如革兰氏阳性菌的陈旧培养物也有出现革兰氏阴性的概率，所以被检菌的菌龄一般最好在 18～24 小时。

（丁银环）

实验十三　纸片扩散法药物敏感试验

【实验目的】

掌握纸片扩散法药物敏感试验的操作技术，理解药物敏感试验的意义。

【实验原理】

将含有定量抗菌药物的纸片贴在接种有待测菌的固体培养基上，通过抗菌药物在培养基上的扩散，观察是否出现抑菌环，推断是否抑制细菌的生长。药物扩散的距离越远抑菌能力越强，因此可根据抑菌环的大小，判定药物对细菌抑制作用的强弱。

【实验器材】

1. 仪器　恒温培养箱、比浊仪。

2. 试剂、耗材　MH 培养基琼脂平板（MH 平板）、药敏纸片、生理盐水、比浊管、酒精灯、无菌棉拭子、记号笔、镊子、游标卡尺等。

3. ATCC25922 大肠埃希菌。

【操作步骤】

1. 从孵育 16～24 小时的琼脂平板（血平板）上，挑出单个纯菌落，直接用生理盐水制成 0.5 麦氏单位菌悬液。

2. 在 5 分钟内，用无菌棉拭子蘸取调好的菌液，在液面上方管壁处旋转并用力挤压几次，挤出过多的菌液。

3. 用棉拭子在无菌 MH 平板表面涂布接种，再重复操作 2 次，每次将平板转动 60°，每次接种都应保证接种物均匀分布，最后用棉拭子涂抹平板的边缘。

4. 将确定好的药敏纸片分贴到平板表面。轻压纸片，以保证与平板表面完全接触。每个纸片中心间距不低于 24mm。纸片一旦与平板接触，不应再移动。贴完纸片后，应在 15 分钟内放入 35℃培养箱。

5. 抑菌环直径的测量　经过 16～18 小时的孵育后，将贴有纸片的 MH 平板置于黑色不反光的背景上，用游标卡尺测量抑菌环的直径，可以从平板的背面，利用反射光，用肉眼观测，读取最接近的毫米数（读取整数）。没有肉眼可见的明显的生长部位即是抑菌环的边缘。一般情况下，在抑菌环边缘出现只能在放大镜下观察到的微小菌落，可以忽略不计。

MH 平板上的抑菌环呈均匀的圆形，待检菌株在平板上呈现融合生长菌苔，若出现单个菌落稀疏生长的情况，则说明接种时调制的菌液浓度过稀，需要寻找可能的原因，并重新再一次进行检测。

【参考区间】

抑菌环大小的判读请参照美国临床和实验室标准协会（CLSI）M100-S31 及 M45-A3，根据抑菌环直径的数值报告测试细菌对测试药物的敏感性、中介、耐药及剂量依赖性敏感（SDD）。

【临床意义】

药物敏感试验，是指测试抗菌药在体外对病原微生物有无抑制作用，以指导选择治疗药物和了解区域内常见病原菌耐药性变迁，有助于经验性治疗选药。抗菌药物敏感性试验方法很多，常见有纸片扩散法、肉汤稀释法、E-test 等。本实验中采用纸片扩散法，操作简便，所需器材简单，是研究细菌对药物敏感性的常用试验方法。

【注意事项】

1. 涂布菌液完成的平板，可在室温放置 3～5 分钟，以便在放置含有药物的纸片前使琼脂吸收表面多余的水分，但放置时间不应超过 15 分钟。

2. 由于一些药物几乎是瞬间扩散的，因此，一旦纸片与琼脂表面接触就不能再移动位置，若位置不佳可在琼脂的另一个位置重新放置新的纸片。

3. 抗菌药物选择应由临床医师、药师及微生物实验室共同根据 CLSI 文件进行选择。

（丁银环）

实验十四　乙肝两对半

【实验目的】

明确乙型肝炎病毒表面抗原（HBsAg）、乙型肝炎病毒表面抗体（HBsAb）、乙型肝炎病毒 e 抗原（HBeAg）、乙型肝炎病毒 e 抗体（HBeAb）、乙型肝炎病毒核心抗体（HBcAb）的酶联免疫吸附试验（ELISA）检测操作规程，了解临床意义。

【实验原理】

人 HBsAg、HBsAb、HBeAg 的 ELISA 试剂盒采用双抗原夹心 ELISA 原理。已知待测物质浓度的标准品、未知浓度的样品加入微孔酶标板内进行检测。先将待测物质和生物素标记的抗体同时温育。洗涤后，加入亲和素标记过的辣根过氧化物酶（HRP）。再经过温育和洗涤，去除未结合的酶结合物，然后加入底物 A、B，与酶结合物同时作用，产生颜色。颜色的深浅和样品中待测物质的浓度呈比例关系。

人 HBeAb、HBcAb 的 ELISA 试剂盒采用竞争抑制 ELISA 原理。载体吸附抗原与待测物质结合形成复合物，再加入酶结合物（抗体），由于载体没有多余抗原结合位点，酶结合物处于游离状态，洗板时酶结合物被洗掉，不能分解底物而无颜色反应，无色为阳性；如果血清没有待测物质，载体抗原与酶结合物结合能分解底物显色，结果为阴性。

【实验器材】

1. 仪器　离心机、振荡器、加样枪、洗板机、恒温培养箱。

2. 试剂　样品稀释液、浓缩洗涤液、阳性对照血清、阴性对照血清、酶标试剂、显色剂 A 液、显色剂 B 液、终止液、蒸馏水等。

3. 耗材　酶标板、枪头等。

【操作步骤】

1. 实验前准备

（1）使用前，将所有试剂充分混匀。不要使液体产生大量的泡沫，以免加样时加入大量的气泡，产生加样误差。

（2）根据待测样品数量和标准品的数量决定所需的板条数。将样品按微孔板顺序编号。

2. HBsAg 的 ELISA 试剂盒操作程序

（1）每孔加入样品稀释液 20µl，再分别在相应孔中加入待测样品、质控品和阴性、阳性对照血清 100µl，轻轻振荡混匀。

（2）用封板膜封板后，置（37±1）℃温育 60 分钟。

（3）每孔加入酶标试剂 50μl，轻轻振荡混匀。

（4）用封板膜封板后，置 37℃温育 30 分钟。

（5）小心揭掉封板膜，用洗板机洗涤（将浓缩洗涤液用蒸馏水或去离子水 20 倍稀释）5 遍，最后一次尽量扣干。

（6）每孔加入显色剂 A、B 各 50μl，轻轻振荡混匀，（37±1）℃避光显色 30 分钟。

（7）每孔加终止液 50μl，轻轻振荡混匀。

（8）10 分钟内利用酶标板在 450nm 波长处测定各孔的 OD 值。

3. HBsAb、HBeAg、HBeAb、HBcAb 的 ELISA 试剂盒操作程序

（1）分别在相应孔中加入待测样品、质控品和阴性、阳性对照血清 50μl。

（2）每孔加入酶标试剂 50μl，轻轻振荡混匀。

（3）用封板膜封板后，置 37℃温育 30 分钟。

（4）小心揭掉封板膜，用洗板机洗涤（将浓缩洗涤液用蒸馏水或去离子水 20 倍稀释）5 遍，最后一次尽量扣干。

（5）每孔加入显色剂 A、B 各 50μl，轻轻振荡混匀，37℃避光显色 15 分钟。

（6）每孔加终止液 50μl，轻轻振荡混匀。

（7）10 分钟内利用酶标板在 450nm 波长处测定各孔的 OD 值。

【参考区间】

阴性。

【临床意义】

1. HBsAg 阳性是乙型肝炎病毒（HBV）感染和携带的标志，用于肝炎鉴别诊断、流行病学研究。

2. HBsAb 表示预防接种后或既往感染，对再感染有保护作用，出现于乙型肝炎患者恢复期，提示感染已恢复。

3. HBeAg 是反映 HBV 复制和传染的标志，阳性表示乙型肝炎病毒早期感染、病毒复制和血液具有传染性，持续阳性则揭示转为慢性。

4. HBeAb 阳性是 HBV 复制减少和传染性减弱的标志，用于传染性评价，也用于 HBV 变异株感染的判断。

5. HBcAb 阳性是 HBV 现症感染或既往感染的标志，表示乙型肝炎病毒的现实感染或病毒携带者，属非中和抗体。

【结果判读】

1. 乙肝两对半全阴　过去和现在未感染过 HBV。

2. HBsAg、HBeAg、HBcAb 阳性（俗称"大三阳"）　急性或慢性乙型肝炎感染，提示 HBV 复制，传染强。

3. HBsAg、HBeAb、HBcAb 阳性（俗称"小三阳"）　急性乙型肝炎感染趋向恢复或慢性 HBsAg 携带者，传染性相对较弱。

4. HBsAb 阳性　注射过乙肝疫苗产生保护性抗体；既往感染。

5. HBsAb、HBeAb、HBcAb 阳性　既往感染过 HBV，已清除，且已出现保护性抗体。

6. HBcAb 阳性　既往感染未能测出 HBsAb。

7. HBsAg、HBcAb 阳性　急性 HBV 感染或慢性 HBsAg 携带者，传染性弱。

【注意事项】

1. 试剂应按标签说明书储存，使用前恢复到室温。稀释过后的标准品应丢弃。

2. 试验中不用的板条应立即放回包装袋中，密封保存，以免变质。

3. 不同批号的试剂不要混用，保质期前使用。

4. 使用一次性的吸头以免交叉污染。

5. 加入试剂的顺序应一致，以保证所有反应板孔温育的时间一样。

6. 洗涤酶标板时应充分拍干，不要将吸水纸直接放入酶标反应孔中吸水。

7. 按照说明书中标明的时间、加液的量及顺序进行温育操作。

（李婧媛）

实验十五　抗可提取性核抗原抗体谱检测（免疫印迹法）

【实验目的】

掌握抗可提取性核抗原（anti-ENA）抗体谱的检测原理及临床意义。

【实验原理】

检测膜条平行包被高度纯化的核抗原，加入已稀释的血清与检测膜条温育反应，如果样品中含有抗可溶性核抗原的抗体 IgG，可与膜条包被的相应抗原结合。第一次洗涤去除非特异结合物，加入酶标记的抗人 IgG（酶结合物）进行第二次温育，已与膜条抗原结合的抗体将与酶标二抗特异性结合，形成靶抗原 - 抗可溶性核抗原抗体 IgG- 酶标记抗人 IgG 复合物。洗去未结合的二抗，然后加入底物，酶催化底物生成不溶性显色产物使条带显色。根据膜条的抗原种类和颜色深浅，判断 ENA 结果。

【实验器材】

1. 仪器　旋涡振荡器、温育槽、摇床等。

2. 试剂

（1）样品缓冲液：直接使用。

（2）清洗缓冲液：10 倍浓缩，用时蒸馏水稀释。

（3）酶标试剂：碱性磷酸酶标记的羊抗人 IgG，10 倍浓缩。

（4）底物液：NBT/BCIP（四唑硝基苯胺蓝 /5- 溴 -4- 氯啶 -3- 吲哚 - 磷酸盐），直接使用。

（5）终止液：蒸馏水。

（6）阳性对照或自制弱阳性质控血清：人 IgG，100 倍浓缩。

3. 耗材　ENA 印迹膜条：如包被有 nRNP/Sm、Sm、SSA、Ro-52、SSB、Scl-70、PM-Scl、Jo-1、CENP B、PCNA、dsDNA、核小体、组蛋白、核糖体 P 蛋白、AMA-M2

等抗原的膜条，一次性吸管等。

【操作步骤】

1. 试剂准备　将所需印迹膜条在 15 分钟内恢复至室温。

2. 预处理　将检测膜条放入温育槽，并在每槽中加入 1.5ml 样品缓冲液（直接使用）。

3. 第一步温育　吸去槽内液体，在不同的温育槽内分别加入 1.5ml 已稀释的样本（1∶101 稀释）、阳性对照或自制弱阳性质控血清，摇床温育 30 分钟。

4. 清洗　吸去槽内液体，在摇床上用 1.5ml 稀释后的清洗缓冲液（用蒸馏水进行 1∶100 稀释）清洗膜条 3 次，每次 5 分钟。

5. 第二步温育　吸去槽内液体，分别加入 1.5ml 稀释后的酶标试剂（用样品缓冲液进行 1∶10 稀释），摇床温育 30 分钟。

6. 清洗　吸去槽内液体，在摇床上用 1.5ml 清洗缓冲液清洗膜条 3 次，每次 5 分钟。

7. 第三步温育　吸去槽内液体，分别加入 1.5ml 底物液，摇摆温育 10 分钟。

8. 终止　吸去槽内液体，用蒸馏水清洗 3 次，每次 1.5ml。

9. 判读结果　目测（在质控线显色的条件下，观察抗原条带：无色为阴性，明显显色为阳性，可根据颜色深浅判定阳性等级），或应用 EUROLine 软件扫描仪。

【临床意义】

1. 抗 Sm 抗体　是系统性红斑狼疮（systemic lupus erythematosus，SLE）的血清标志性抗体，几乎仅见于 SLE 患者。但敏感性较低，抗体阴性不能排除 SLE。抗 Sm 抗体水平与 SLE 疾病活动性不相关，治疗后 SLE 可为阳性。该抗体对早期、不典型 SLE 或治疗后的回顾性诊断有一定帮助。

2. 抗 nRNP 抗体　是诊断混合性结缔组织病（mixed connective tissue disease，MCTD）的重要血清学依据，在 MCTD 的阳性率高达 95%。但该抗体无疾病特异性，在 SLE、硬化病、皮肌炎、类风湿关节炎（rheumatoid arthritis，RA）等疾病中均可出现。

3. 抗 SSA/Ro 抗体和抗 SSB/La 抗体　两种抗体是系统性硬化（systemic scleredema，SS）最常见的自身抗体，抗 SSB/La 抗体特异性高于抗 SSA/Ro 抗体，两种抗体同时检测可提高 SS 诊断率。部分 SLE 也有抗 SSA/Ro 和 SSB/La 抗体的检出。此外，亚急性红斑狼疮、补体缺陷的 SLE 和新生儿狼疮患者也可出现抗 SSA/Ro 抗体阳性。抗 SSA 抗体可通过胎盘进入胎儿，引起新生儿狼疮综合征，出现典型的 SLE 皮损和不完全心脏传导阻滞。

4. 抗 Scl-70 抗体　该抗体主要与进行性系统性硬化有关，在其他自身炎症性疾病（autoinflammatory disease，AID）中极少呈阳性，正常人均为阴性。阳性患者一般病情较重，因此可用于早期诊断，提示预后不良。

5. 抗 Jo-1 抗体　该抗体最常见于多发性肌炎（polymyositis，PM），而且特异性高，在其他 AID 中几乎阴性。PM 与硬皮病重叠的患者，该抗体的阳性率可高达 85%，进行性系统硬化和 PM 重叠患者中的阳性率为 25%，PM 患者通常合并肺间质纤维化，阳性率可达 60%。

6. 增殖细胞核抗原（PCNA）抗体　抗体为 SLE 特异性抗体，但阳性率仅为 3%。

7. 抗组蛋白抗体　常见于药物（普鲁卡因胺、肼屈嗪及其他药物）诱导的红斑狼疮，还可见于 50% 非药物诱导红斑狼疮及 5%～50% 的 RA 患者。

8. 核糖体 P 蛋白抗体 该抗体是 SLE 特异性抗体，阳性可提示与狼疮性脑病相关。但其滴度与 SLE 活动及临床症状不相关，其他疾病和正常人较少出现。

【注意事项】

1. 仅用于人血清或血浆样品，不适于其他的体液样品检测。

2. 待测血清样本于 2～8℃可保存 1 周，稀释后的样本需在同一个工作日内检测。

3. 为防止膜条发生冷凝，只有当膜条平衡至室温后才可打开包装。取出膜条应立即密封，并将其保存于 2～8℃冰箱。

4. 稀释后的清洗缓冲液、酶结合物应在同一工作日内用完。

5. 底物液对光敏感，使用后注意立即盖紧瓶盖。诊断必须结合患者的临床症状和血清学检查结果进行。

6. 试剂盒中所有组分都应视作潜在的传染源，小心处理，其中部分试剂有毒性，应避免接触皮肤。

（李　晴）

实验十六　抗核抗体检测（间接免疫荧光法）

【实验目的】

掌握抗核抗体（antinuclear antibody，ANA）的检测原理及临床意义。

【实验原理】

ANA 是指针对真核细胞内所有抗原成分（包括核酸、核蛋白、细胞骨架及胞质成分）的自身抗体的总称，抗体主要为 IgG，无器官和种属特异性，主要存在于血清中。将待测样本（稀释好的血清）与作为抗原片的生物载片 [反应区内固定有包被的细胞基质（如 HEp-2 细胞）] 温育发生抗原抗体结合反应，清洗缓冲液洗去未结合物，加入荧光标记的二抗（抗人 IgG 抗体），与生物基质上已结合抗原的 IgG 抗体再特异性结合，形成靶抗原 - 抗核抗体 IgG- 荧光标记的抗人 IgG 抗体复合物，洗涤去除未结合的荧光二抗，将生物载片置于荧光显微镜下，可观察到特异性荧光模型。

【实验器材】

1. 仪器 旋涡振荡器、荧光显微镜或荧光核型与滴度判读系统等。

2. 试剂

（1）酶结合物：FITC 标记的羊抗人 IgG。

（2）磷酸盐（PBS pH7.2）用时新鲜配制，用 1L 蒸馏水溶解，同时加入吐温 20。

（3）阳性对照血清和阴性对照血清，直接使用。

3. 耗材 包被 HEp-20-10 和细胞猴肝等基质的生物载片、封片介质、盖玻片、加样枪、一次性吸管、吸水纸等。

【操作步骤】

1.试剂准备　生物载片平衡至室温打开包装袋,编号做标记,在15分钟内恢复至室温。

2.酶结合物和阴性、阳性对照在使用前充分混匀,将1袋磷酸盐溶于1L蒸馏水,加入2ml吐温20并充分混匀,配制成PBS吐温缓冲液。

3.加样本温育　将加样板放在泡沫板上,按顺序分别滴加30μl稀释后的样本(1∶100稀释)至加样板;室温(18～25℃)中放置30分钟。

4.洗涤　用PBS吐温缓冲液流水冲洗载片,然后立即浸入装有PBS吐温缓冲液的洗杯中浸泡5～8分钟,可用水平摇床轻微摇荡。

5.加二抗温育　滴加25μl FITC标记的羊抗人IgG至接近加样板的反应区,用盖玻片将生物载片封片,室温(18～25℃)中放置30分钟。

6.洗涤　用PBS吐温缓冲液流水冲洗载片,然后立即浸入装有PBS吐温缓冲液的洗杯中浸泡5～8分钟,可用水平摇床轻微摇荡。

7.封片　将标有数字的盖玻片放进泡沫板的凹槽,每个反应孔滴加10μl封片介质。从PBS吐温缓冲液取出载片,用吸水纸擦干背面和边缘的水分,倒扣在已准备好的封闭介质上,取出盖上薄的盖玻片。

8.结果观察　暗室荧光显微镜下观察荧光模型,判定结果。

(1)阴性:仅见模糊或较暗视的非特异性荧光。

(2)可疑:产生一定强度的荧光,但无法辨别荧光模型。

(3)阳性:荧光显微镜下可见较强清晰的细胞着色。

(4)抗体滴度:可观察到的特异性荧光反应的最大稀释倍数。当起始稀释倍数的结果为阳性时,应进一步稀释检测,直到结果为阴性的前一稀释度。目前临床常见的荧光模型如下。

1)均质型(homegeneous pattern,H):整个细胞核呈均匀的荧光,分裂期细胞染色体呈块状阳性。

2)核膜型(membranous pattern,M):又称周边型,核周边的荧光增强呈环状。

3)核颗粒型(speckled pattern,S):分裂间期细胞核呈颗粒荧光;分裂期细胞染色体无荧光,染色体外周可显示颗粒荧光。

4)核仁型(nucleolar pattern,N):细胞核仁被均匀染色。

5)着丝点型(centromere pattern):又称散在斑点型,分裂期细胞作底物,着丝点被荧光染色。

6)胞质型(cytoplasmic pattern):分裂间期细胞胞质荧光染色阳性,又可分为线粒体型(胞质粗颗粒型)、核糖体型(胞质细颗粒型或均质型,有时可见核仁阳性)、Jo-1型(胞质颗粒型)、胞质细颗粒型(PL-7、PL-12)等。

【临床意义】

1. ANA可见于多种疾病,特别是结缔组织疾病,常作为结缔组织病的诊断、病情判断和疗效观察的指标,在非结缔组织病(感染性疾病或肿瘤)中也可出现阳性,但多短暂。高滴度ANA则高度提示自身免疫性疾病。

2. 在不同疾病中,特别是风湿性疾病,其抗体谱有一定的特异性。在炎症性风湿病中 ANA 阳性率为 20%～100%，其中类风湿关节炎中 ANA 的阳性率最低，为 20%～40%。因此，检测 ANA 对于不同类型风湿病的辅助鉴别诊断有一定的临床意义。

3. 不同荧光模型的临床意义

（1）均质型：高滴度 H 型抗核抗体主要见于 SLE，而低滴度 H 型抗核抗体偶可见于药物性狼疮、青少年类风湿关节炎等其他自身免疫性疾病。

（2）核膜型：该类型抗体主要由抗双链 DNA 抗体组成，故高滴度 M 型抗核抗体几乎仅见于系统性红斑狼疮，有助于系统性红斑狼疮的诊断。

（3）核颗粒型：可见于系统性红斑狼疮、混合性结缔组织病（MCTD）、系统性硬化（SSc）、干燥综合征（SS）、多发性肌炎（PM）及皮肌炎（DM）等自身免疫性疾病。

（4）核仁型：阳性提示有抗核仁抗体存在，见于系统性硬化、类风湿关节炎等。

（5）着丝点型：阳性见于系统性硬化，尤其是 CREST 综合征。

【注意事项】

1. 仅用于人血清或血浆样品，不适于其他的体液样品检测。

2. 待测血清样本于 2～8℃可保存 1 周，稀释后的样本需在同一个工作日内检测。

3. 为避免载片表面冷凝水破坏基质，应在载片平衡至室温时方可打开包装袋。勿使用包装袋破碎的载片。

4. 配制好的 PBS 吐温缓冲液可于 2～8℃保存 1 周，如果溶液变浑浊或出现污染则不能使用，此外 FITC 标记二抗对光敏感，注意避光保存。

5. 所有配制试剂，对照品和荧光标记二抗在使用之前注意充分混匀。

6. 加样至反应区时注意避免产生气泡。

7. 用水擦拭载片多余水分时，注意不要擦拭反应区及其间隙。

（李　晴）

实验十七　抗双链 DNA 抗体检测（间接免疫荧光法）

【实验目的】

掌握抗双链 DNA 抗体（抗 dsDNA 抗体）的检测原理及临床意义。

【实验原理】

采用以绿蝇短膜虫为底物的间接免疫荧光法检测抗 dsDNA 抗体。绿蝇短膜虫含有一个大的环状 dsDNA 的线粒体，即动基体，将稀释的血清与生物载片（反应区内包被有绿蝇短膜虫的生物薄片）温育，如果样品中含有抗 dsDNA 抗体 IgG，则与动基体内的靶抗原 dsDNA 结合，洗涤后加入荧光素标记的抗人抗体，与结合在生物基质上的抗 dsDNA 抗体 IgG 反应，形成靶抗原 - 抗 dsDNA 抗体 IgG- 荧光素标记的抗人 IgG 抗体复合物，在荧光显微镜下可观察到特异性荧光模式，动基体部位显示荧光表明标本中含有抗 dsDNA 抗体。

【实验器材】

1. 仪器　旋涡振荡器、加样枪、荧光显微镜等。

2. 试剂

（1）酶结合物：FITC 标记的羊抗人 IgG 抗体。

（2）磷酸盐（PBS pH7.2）用时新鲜配制，用 1L 蒸馏水溶解，同时加入吐温 20。

（3）阳性对照和阴性对照血清，直接使用。

3. 耗材　包被有绿蝇短膜虫基质的生物载片、封片介质、盖玻片、一次性吸管、吸水纸等。

【操作步骤】

按试剂说明书或实验室制定的标准操作规程（SOP）进行操作，主要过程如下。

1. 试剂准备　生物载片平衡至室温时打开包装袋，编号作标记（一般 15 分钟内恢复至室温）。

2. 加样本温育　将加样板放在泡沫板上，按顺序分别滴加 25μl 稀释后的样本（1 ∶ 10 稀释）至加样板；室温（18 ～ 25℃）中放置 30 分钟。

3. 洗涤　用 PBS 吐温缓冲液流水冲洗载片，然后立即浸入装有 PBS 吐温缓冲液的洗杯中浸泡 5 ～ 8 分钟，可用水平摇床轻微摇荡。

4. 加二抗温育　滴加 20μl FITC 标记的羊抗人 IgG 抗体至接近加样板的反应区，用盖玻片将生物载片封片，室温（18 ～ 25℃）中放置 30 分钟。

5. 洗涤　用 PBS 吐温缓冲液流水冲洗载片，然后立即浸入装有 PBS 吐温缓冲液的洗杯中浸泡 5 ～ 8 分钟，可用水平摇床轻微摇荡。

6. 封片　将标有数字的玻片放进泡沫板的凹槽，对应每个反应孔区域滴加 10μl 封片介质。从 PBS 吐温缓冲液取出载片，用吸水纸擦干背面和边缘的水分，将载片反应孔轻轻倒扣在已准备好的封闭介质上，并盖上专用盖玻片。

7. 结果观察　暗室荧光显微镜下观察荧光模型，判断结果。

（1）阴性：动基体不显示荧光。

（2）阳性：可观察到绿蝇短膜虫动基体均质和部分环形荧光。

（3）滴度：可观察到特异性荧光反应的最高稀释倍数。

【临床意义】

抗 dsDNA 是 SLE 的特征性抗体，由于其高度的疾病特异性（95%），已成为诊断 SLE 的重要指标之一。但是由于敏感性差，抗 dsDNA 阴性并不能排除患有 SLE 的可能。SLE 患者的抗 dsDNA 抗体阳性提示狼疮疾病处于活动期，并与狼疮性肾炎相关。此外，抗 dsDNA 具有一定预测价值，出现抗 dsDNA 的健康人 85% 在 5 年内发展为 SLE，抗体滴度与疾病活动度相关。

【注意事项】

1. 仅用于人血清或血浆样品，不适于其他的体液样品检测。

2. 待测血清样本于 2 ～ 8℃可保存 1 周，稀释后的样本需在同一个工作日内检测。

3. 为避免载片表面冷凝水破坏基质，应在载片平衡至室温时方可打开包装袋。勿使用包装袋破碎的载片。

4. 配制好的 PBS 吐温缓冲液可于 2 ～ 8℃保存 1 周，如果溶液变浑浊或出现污染则不能使用，此外 FITC 标记二抗对光敏感，注意避光保存。

5. 所有配制试剂，对照品和荧光标记二抗在使用之前注意充分混匀。

6. 加样至反应区时注意避免产生气泡。

7. 用水擦拭载片多余水分时，注意不要擦拭反应区和其间隙。

（李　晴）

实验十八　优生检查——TORCH 检测

【实验目的】

熟悉 TORCH 检测的具体内容，了解临床意义。

【实验原理】

1. TORCH 检测是妇女妊娠期生殖道感染的常规检查项目。"TORCH"是由几种病原体的英文名称字头组成：TO 即刚地弓形虫（*Toxoplasma gondii*，TOX）；R 即风疹病毒（rubella virus，RV），C 即巨细胞病毒（cytomegalovirus，CMV），H 即单纯疱疹病毒（herpes simplex virus，HSV），孕妇由于免疫力低下和内分泌的改变极易感染上述几种病原体，且通过胎盘或产道导致胎儿或婴儿感染，对孕妇和胎儿可能导致早产、流产、畸胎等，对新生儿可能导致多系统、器官受损及智力低下等。

2. ELISA 具有准确、简便、稳定、价廉等特点，故该部分我们采用 ELISA 作为 TORCH 各项目的检测方法。基本实验原理：① 将特异性抗原与固相载体连接，形成固相抗原：洗涤除去未结合的抗原及杂质。② 加稀释的受检血清：其中的特异性抗体与抗原结合，形成固相抗原抗体复合物。经洗涤后，固相载体上只留下特异性抗体。其他免疫球蛋白及血清中的杂质由于不能与固相抗原结合，在洗涤过程中被洗去。③ 加酶标抗体：与固相复合物中的抗体结合，从而使该抗体间接地标记上酶。洗涤后，固相载体上的酶量就代表特异性抗体的量。④ 加底物显色：颜色深度代表标本中受检抗体的量。

【实验器材】

1. 仪器　恒温培养箱、不同量程的加样枪、酶标读数仪、烧杯、量筒等。

2. 试剂

（1）包被缓冲液（pH 9.6 0.05mol/L 碳酸盐缓冲液）：$NaCO_3$ 1.59g、$NaHCO_3$ 2.93g，加蒸馏水至 1000ml。

（2）洗涤缓冲液（pH7.4 PBS）：0.15mol/L KH_2PO_4 0.2g，$Na_2HPO_4·12H_2O$ 2.9g，NaCl 8.0g，KCl 0.2g，0.05% 吐温 20 0.5ml 加蒸馏水至 1000ml。

（3）稀释液：脱脂奶粉 0.1g，加洗涤缓冲液至 100ml，血清与洗涤液配成 5%～10% 使用。

（4）终止液（2mol/L H_2SO_4）：蒸馏水 178.3ml，逐滴加入浓硫酸（98%）21.7ml。

（5）底物缓冲液（pH5.0 磷酸氢二钠 - 柠檬酸）：0.2mol/L Na_2HPO_4（28.4g/L）25.7ml，0.1mol/L 柠檬酸（19.2g/L）24.3ml，加蒸馏水 50ml。

（6）TMB 显色液：A 液、B 液各 20ml（由试剂盒提供）。

（7）ABTS 使用液：ABTS 0.5mg，底物缓冲液（pH5.5）1ml，3% H_2O_2 2μl。

（8）抗原、抗体和酶标记抗体。

（9）正常人血清和阳性对照血清。

（10）蒸馏水。

注：（1）～（9）可根据试剂盒不同有所调整。

3. 耗材　枪头、塑料吸管等。

【操作步骤】

参考试剂说明书。

【参考区间】

参考区间见表 3-18-1。

表 3-18-1　参考区间

	IgM	IgG
TOX-IgM	—	—
TOX-IgG	—	—
RV-IgM	—	—
RV-IgG	—	—
CV-IgM	—	—
CV-IgG	—	—
HSV-IgM	—	—
HSV-1-IgG	—	—
HSV-2-IgG	—	—

【临床意义】

1. 试验结果解释　见表 3-18-2。

表 3-18-2　试验结果解释

IgM	IgG	结果解释
+	+	原发感染或再发感染
+	−	可能为新近感染，需 2 周后复查
−	+	曾感染过相关病原体，但近期无感染
−	−	未感染过，为易感人群

2. 各项目临床意义

（1）刚地弓形虫特异性 IgM 抗体：是病原体感染后出现最早的抗体，如检测结果为阳性，尤其是高浓度（或滴度）的特异性 IgM 抗体，提示可能有刚地弓形虫的急性感染。随着感染的进展，特异性 IgM 抗体浓度（或滴度）逐步降低，直至消失。

（2）刚地弓形虫特异性 IgG 抗体：出现并浓度（或滴度）逐步增加，如果在前后不同时间的 2 次对特异性 IgG 抗体的检测中，发现第二次检测较第一次检测的浓度（或滴度）出现 4 倍以上的增加，则提示近期感染。

（3）风疹病毒 IgM 抗体：如检测结果为阳性，尤其是高浓度（或滴度）的特异性 IgM 抗体，提示可能有风疹病毒的急性感染。随着感染的进展，在感染 2 周后达高血清水平，并持续 1～2 个月，随后逐步降低，直至消失。

（4）风疹病毒 IgG 抗体：会在风疹病毒感染后的 6～10 周快速升高以达到平衡状态，随后逐渐降低至一定水平，并持续终身。

（5）巨细胞病毒 IgM 抗体：如检测结果为阳性，尤其是高浓度（或滴度）的特异性 IgM 抗体，提示可能有巨细胞病毒的急性感染，但巨细胞病毒复发感染也会形成 IgM 抗体，不能单独通过检测 IgM 抗体来确定首发感染。

（6）巨细胞病毒 IgG 抗体：阳性对诊断继往感染和流行病学调查有意义。若间隔 3 周后抽取血清巨细胞病毒 IgG 浓度（或滴度）升高 4 倍以上（双份血清进行对比），则判断巨细胞病毒近期复发有意义。

（7）单纯疱疹病毒 IgM 抗体：HSV 在人群中感染较普遍，通常是隐性感染，但也可能是全身性严重感染。HSV-1 主要引起生殖器以外的皮肤、黏膜和器官感染，也可引起原发性生殖器疱疹；HSV-2 则主要引起生殖器疱疹，也与宫颈癌发生有关。人感染 HSV 1 周后即可检测到 HSV IgM 抗体。一般 HSV IgM 抗体的存在表示近期感染或复发感染。

（8）单纯疱疹病毒 IgG 抗体：原发性感染患者 2～3 周后，体内一般会出现特异性 IgG 抗体，但几个月后其滴度会下降，而复发感染的患者滴度不会增高。

【注意事项】

1. 正确使用加样枪，准确加样。

2. 避免样本、试剂被污染。

3. 酶标板充分清洗。

4. 底物孵育时要避光。

5. 严重脂血、溶血的样本可能对结果产生干扰。

（邹欣然）

第四部分 临床常用诊断技术
实习一 胸膜腔穿刺术

【实习目的】

通过教师示教胸膜腔穿刺术，学生在仿真模型上练习，使学生掌握胸膜腔穿刺术这项临床操作技能。

【实习目标】

1. 掌握胸膜腔穿刺术的适应证、禁忌证以及具有处理并发症的能力。
2. 具有正确规范实施胸膜腔穿刺术全部流程的能力。
3. 具有严肃认真、尊重患者隐私、对患者一视同仁、爱护患者的职业道德。

【重点难点】

重点：掌握规范的胸膜腔穿刺术流程。
难点：胸膜腔穿刺术并发症的处理。

【实习方法】

由教师选用胸膜腔穿刺术医学仿真模型，教师边口述边示教。示教结束后由学生组队练习，教师进行课堂考核并观察纠正，指出不足。学生在练习的同时做好记录，课后书写穿刺记录，交教师审阅、修改，教师向学生反馈穿刺记录出现的问题。

【实习内容】

完成胸膜腔穿刺术，明确患者的适应证，排除其禁忌证，做好术前准备，掌握穿刺方法、步骤及注意事项。

一、适 应 证

1. 抽取适量胸腔积液进行实验室检验，协助临床诊断。
2. 抽放胸膜腔积液、积气，以缓解大量胸腔积液、积气时导致的受压迫症状。
3. 脓胸时抽吸脓液，进行胸腔灌洗治疗。
4. 向胸膜腔内注入抗癌药、抗菌药物、促胸膜腔粘连药物等。

二、禁 忌 证

1. 病情危重、体质衰弱以致不能耐受穿刺的患者。
2. 对穿刺麻醉药物过敏的患者。
3. 未纠正凝血功能障碍，严重出血倾向的患者。
4. 有精神疾病或不合作的患者。

5. 疑为胸腔棘球蚴病患者，穿刺可引起感染扩散，不宜进行穿刺。

6. 穿刺部位或附近有感染。

三、术 前 准 备

1. 医生准备　穿白大褂、戴口罩帽子、洗手，核对患者信息，明确患者适应证，排除禁忌证，测量患者生命体征，准备知情同意书。

2. 患者准备　签署知情同意书。

3. 材料准备　胸膜腔穿刺包（无菌手套、无菌洞巾、弯盘、胸膜腔穿刺针、止血钳、组织镊、注射器、无菌试管、无菌纱布、棉球），消毒物品（碘伏、棉签），局部麻醉药（2%利多卡因），0.1% 肾上腺素，胶布等。

4. 环境准备　调节至适宜温度，拉好床帘保护患者隐私，确保操作环境安全。

四、操 作 步 骤

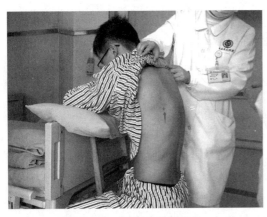

图 4-1-1　肩胛线穿刺部位

1. 体格检查　叩诊确认有胸腔积液或积气。

2. 穿刺部位　患者取坐位面向背椅，两前臂置于椅背上，前额伏于前臂上。气胸患者和不能起床患者可取半坐位，患者前臂上举抱于枕部。医生于胸部叩诊实音（或鼓音）最明显处进行穿刺。抽取胸腔积液时常选择肩胛线第 7、8 肋间隙（图 4-1-1），腋中线第 6、7 肋间隙，或腋前线第 5 肋间隙。包裹性胸腔积液可结合影像或超声检查确定穿刺部位。一般在锁骨中线第 2 肋间隙抽取胸腔积气。

3. 局部消毒　穿刺部位常规消毒，碘伏消毒 2～3 次，范围为以穿刺点为中心，直径不小于 15cm，消毒不留白，后一次消毒范围均小于前一次。

4. 穿刺流程　医生再次洗手，打开胸腔穿刺包，戴无菌手套、铺无菌洞巾，检查器械是否齐全、完好。嘱患者不要说话和剧烈咳嗽。医生用 5ml 注射器抽取 2% 利多卡因，自患者皮肤至胸膜壁层逐层做局部浸润麻醉。医生确保穿刺针通畅、干燥、无倒刺后夹闭穿刺针末端，左手固定患者穿刺处皮肤，右手持针经麻醉处垂直进针，逐步刺入，待有落空感时，表示针尖已穿过胸膜壁层进入胸膜腔，连接注射器，打开穿刺针末端夹闭器抽取胸腔积液，注意抽取胸腔积液的速度和量。放液结束后拔出穿刺针，消毒液消毒穿刺点，盖上无菌敷料。需引流胸腔积液的患者可接上引流袋。

5. 术后处理　将抽取的胸腔积液按临床需要检验项目立即送检，术后再次测量生命体征。告知患者穿刺点 24 小时内保持干燥，敷料 24 小时后拆除。医疗垃圾分类处理。

五、注 意 事 项

1. 术中发现患者头晕、心悸、气促、脉搏增快、面色苍白或出现气短、咳泡沫痰、连续咳嗽等现象时即停止操作，皮下注射 0.1% 肾上腺素 0.3 ～ 0.5ml。同时进行其他对症处理。

2. 抽液速度不宜过快，诊断性穿刺一般抽取的胸腔积液量为 50 ～ 100ml，放液初次不宜超过 600ml，以后一般每次放液不超过 1000ml。但脓胸每次尽量抽尽。检查肿瘤脱落细胞，至少需要 50ml，为避免细胞自溶应立即送检。

3. 严格进行无菌操作，防止胸腔感染。术后严密观察穿刺部位有无出血和继发感染等并发症。

4. 胸膜腔穿刺时避免在第 9 肋间隙以下穿刺，以免穿透膈肌损伤腹腔脏器。

【思考题】

1. 简述胸腔穿刺术的适应证。

2. 简述胸腔穿刺术的注意事项。

（张　丽）

实习二　腹膜腔穿刺术

【实习目的】

通过教师选用医学仿真模型现场示教，学生练习穿刺，使学生掌握腹膜腔穿刺的基础知识和基本步骤。

【实习目标】

1. 掌握腹膜腔穿刺术的适应证、禁忌证以及具有处理并发症的能力。

2. 具有正确规范实施腹膜腔穿刺术全部流程的能力。

3. 具有严肃认真、尊重患者隐私、对患者一视同仁、爱护患者的职业道德。

【重点难点】

重点：掌握规范的腹膜腔穿刺术流程。

难点：腹膜腔穿刺术并发症的处理。

【实习方法】

由教师选用腹膜腔穿刺术医学仿真模型，教师边口述边示教。示教结束后由学生组队练习，教师进行课堂考核并观察纠正，指出不足。学生在练习的同时做好记录，课后书写穿刺记录交教师审阅、修改，教师向学生反馈穿刺记录出现的问题。

【实习内容】

完成腹膜腔穿刺术，明确患者适应证，排除其禁忌证，做好术前准备，掌握穿刺方法、步骤及注意事项。

一、适 应 证

1. 抽取腹水进行实验室检验，协助临床诊断。
2. 大量腹水时，抽放腹水以缓解患者的压迫症状。
3. 腹膜腔内给药、腹膜透析或治疗性腹腔置管。

二、禁 忌 证

1. 肝性脑病先兆者。
2. 粘连性腹膜炎、腹壁手术瘢痕区或明显肠袢区者。
3. 腹腔内占位（病灶被内脏粘连包裹者、腹腔内巨大肿瘤者、胃肠高度胀气者、妊娠中后期者、棘球蚴病者、卵巢囊肿者）。
4. 对麻醉药物过敏者。
5. 凝血功能障碍和严重出血倾向患者，在未纠正前不宜穿刺。
6. 有精神疾病或不合作者。
7. 穿刺部位或附近有感染者。

三、术 前 准 备

1. 医生准备　穿白大褂、戴口罩帽子、洗手，核对患者信息，明确患者适应证，排除禁忌证，测量患者生命体征、腹围，准备知情同意书。
2. 患者准备　签署知情同意书，排空尿液。
3. 材料准备　腹腔穿刺包（无菌手套、无菌洞巾、弯盘、腹膜腔穿刺针、止血钳、组织镊、注射器、无菌试管、无菌纱布、棉球），消毒物品（碘伏、棉签），局部麻醉药（2%利多卡因），0.1% 肾上腺素，胶布、皮尺、多头腹带等。
4. 环境准备　调节至适宜温度，拉好床帘保护患者隐私，确保操作环境安全。

四、操 作 步 骤

1. 体格检查　叩诊移动性浊音，确认有腹水。全腹触诊排除巨大占位。
2. 穿刺部位　患者平卧于床上，医生腹部叩诊浊音最明显区域，选择适宜穿刺点，一般常选于脐与左髂前上棘连线中外 1/3 交点处，也可选择脐与耻骨联合连线中点上方 1.0cm、偏右或偏左 1.5cm。少量腹水或包裹性腹水时超声引导下穿刺。
3. 局部消毒　穿刺部位常规消毒，碘伏消毒 2～3 次，范围以穿刺点为中心，直径不小于 15cm，消毒不留白，后一次消毒范围均小于前一次。
4. 穿刺流程　医生再次洗手，打开腹腔穿刺包，戴无菌手套、铺无菌洞巾，检查器械是否齐全、完好。用 5ml 注射器抽取 2% 利多卡因，自患者皮肤至腹膜壁层逐层做局部浸润麻醉（图 4-2-1）。医生确保穿刺针通畅、干燥、无倒刺后夹闭穿刺针末端，左手固定穿刺处皮肤，右手持针经麻醉处垂直进针，逐步刺入腹壁（当有大量腹水、腹压较高时，用 Z 形进针法穿刺），待有落空感时，表示针尖已穿过腹膜壁层进入腹膜腔，连接注射器，打开穿刺针末端夹闭器抽取腹水，注意抽取腹水的速度和量。放液结束后拔出穿刺针，消毒液消毒穿刺点，盖上无菌敷料，大量放液后则需用多头腹带加压包扎。

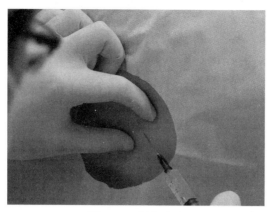

图 4-2-1　局部麻醉

5. 术后处理　将抽取的腹水置于试管内立即送检，术后再次测量生命体征以及腹围。告知患者穿刺点 24 小时内保持干燥，敷料 24 小时后拆除。医疗垃圾分类处理。

五、注 意 事 项

1. 术中发现患者头晕、恶心、心悸、气促、脉搏增快、面色苍白时，应立即停止操作，卧床休息，必要时皮下注射 0.1% 肾上腺素 0.3 ～ 0.5ml。

2. 诊断性穿刺一般抽取的腹水量为 50 ～ 100ml，腹腔放液初次不宜超过 1000ml，以后一般每次放液 3000 ～ 6000ml。肝硬化患者一次放液量一般不超过 3000ml。

3. 严格进行无菌操作，防止腹腔感染。术后严密观察穿刺部位有无出血和继发感染等并发症。

【思考题】

1. 简述腹膜腔穿刺术的适应证及禁忌证。

2. 简述腹膜腔穿刺术的穿刺流程。

（王　盼）

实习三　骨髓穿刺术

【实习目的】

通过教师示教骨髓穿刺术，学生在仿真模型上练习，使学生掌握骨髓穿刺术这项临床操作技能。

【实习目标】

1. 掌握骨髓穿刺术的适应证、禁忌证以及具备处理并发症的能力。

2. 具有正确规范实施骨髓穿刺术全部流程的能力。

3. 具有严肃认真、尊重患者隐私、对患者一视同仁、爱护患者的职业道德。

【重点难点】

重点：掌握规范的骨髓穿刺术流程。

难点：骨髓穿刺并发症的处理。

【实习方法】

由教师选用骨髓穿刺术医学仿真模型，教师边口述边示教。示教结束后由学生组队练习，教师进行课堂考核并观察纠正，指出不足。学生在练习的同时做好记录，课后书写穿刺记录，交教师审阅、修改，教师向学生反馈穿刺记录出现的问题。

【实习内容】

完成骨髓穿刺术，明确患者适应证，排除其禁忌证，做好术前准备，掌握穿刺方法、步骤及注意事项。

一、适应证

1. 各类血液系统疾病的诊断以及全身性肿瘤是否骨髓转移的诊断。

2. 原因不明的发热及肝脾大的患者。

3. 某些传染病或寄生虫病需要骨髓细菌培养或涂片查找病原体。

4. 诊断某些代谢性疾病，如戈谢病等。

5. 判断血液疾病及全身性疾病骨髓转移治疗的预后。

6. 骨髓移植者。

二、禁忌证

1. 血友病及有严重凝血功能障碍者，在未纠正前不宜穿刺。

2. 麻醉药物过敏者。

3. 有精神疾病或不合作者。

4. 穿刺部位或附近有感染者。

三、术前准备

1. 医生准备　穿白大褂、戴口罩帽子、洗手，核对患者信息，明确患者适应证，排除禁忌证，测量患者生命体征，准备知情同意书。

2. 患者准备　签署知情同意书，排空尿液。

3. 材料准备　骨髓穿刺包（无菌手套、无菌洞巾、弯盘、骨髓穿刺针、止血钳、组织镊、注射器、无菌试管、无菌纱布、棉球），消毒物品（碘伏、棉签），局部麻醉药（2% 利多卡因），干净载玻片 6 ~ 8 片、胶布等。

4. 环境准备　调节至适宜温度，拉好床帘保护患者隐私，确保操作环境安全。

四、操 作 步 骤

1. 穿刺部位　①髂前上棘穿刺点：选取髂前上棘后 1～2cm 处，该处骨面平坦，易于固定，操作方便，风险性小。②髂后上棘穿刺点：骶椎两侧、臀部上方突出的部位。③胸骨穿刺点：选取胸骨柄、胸骨体相当于第 1、2 肋间隙胸骨体中线的部位。此处骨髓液含量丰富并且胸骨较薄，因其后有大血管和心房，穿刺时务必小心，以免穿透胸骨而发生意外。但是当其他部位穿刺失败时，可进行胸骨穿刺。④腰椎棘突穿刺点：腰椎棘突突出的部位，该处穿刺难度大，不常用。

2. 体位　采用髂前上棘和胸骨穿刺时，患者取仰卧位；采用髂后上棘穿刺时，患者取俯卧位；采用腰椎棘突穿刺时，患者取坐位或侧卧位。

3. 局部消毒　穿刺部位常规消毒，碘伏消毒 2～3 次，范围为以穿刺点为中心，直径不小于 15cm，消毒不留白，后一次消毒范围均小于前一次。

4. 穿刺流程　操作者再次洗手，打开骨髓穿刺包，戴无菌手套、铺无菌洞巾，检查器械是否齐全、完好。用 5ml 注射器抽取 2% 利多卡因，自患者皮肤至骨膜逐层做局部浸润麻醉。将骨髓穿刺针的固定器固定在适当的长度上。比麻醉时注射器针头的进针深度长 0.5～1.0cm（胸骨穿刺和棘突穿刺时一般固定在距针尖约 1cm 处，髂后上棘和髂前上棘穿刺时一般固定在距针尖约 1.5cm 处）。操作者左手拇指和示指固定患者穿刺部位，右手持骨髓穿刺针与骨面垂直刺入，若为胸骨穿刺则应与骨面成 30°～40°（当针尖接触骨面后），沿穿刺针的针体长轴左右旋转穿刺针（图 4-3-1），并向前缓缓刺入骨质。当感到穿刺阻力突然消失，且穿刺针已固定在骨内时，表明穿刺针已进入骨髓腔。如果穿刺针尚未固定，应继续刺入少许以达到固定为止。拔出穿刺针针芯，接上干燥的注射器（10ml 或 20ml），用适当的力量抽取骨髓液。

抽取的骨髓液一般为 0.1～0.2ml，若用力过猛或抽吸过多，会使骨髓液稀释。如果需要做骨髓液细菌培养，应在留取骨髓液计数和涂片标本后，再抽取 1～2ml，以用于细菌培养。将骨髓液滴在载玻片上，助手协助立即做骨髓涂片 6～8 张以备送检。骨髓液抽取完毕，重新插入针芯。操作者左手取无菌纱布置于患者穿刺处，右手将穿刺针旋转拔出，消毒液消毒穿刺点，盖上无菌敷料，按压 1～2 分钟，再用胶布加压固定，并继续压迫 10 分钟以上。

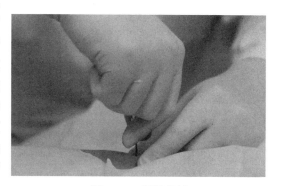

图 4-3-1　骨髓穿刺

5. 术后处理　将抽取的骨髓立即送检，术后再次测量生命体征。告知患者穿刺点 24 小时内保持干燥，敷料 24 小时后拆除。医疗垃圾分类处理。

五、注 意 事 项

1. 骨髓穿刺针和注射器必须干燥，以免发生溶血。穿刺针针头进入骨质后要避免过大摆动，骨质坚硬的患者应避免强行进针，以免折断穿刺针。

2. 胸骨穿刺时，避免用力过猛或穿刺过深而穿透胸骨内侧骨板，伤及心脏及大血管。

3. 做骨髓细胞形态学检查时，抽取的骨髓液不可过多，以免稀释骨髓液，影响计数。

4. 骨髓液中含有大量的幼稚细胞，极易发生凝固。因此，穿刺抽取骨髓液后立即涂片。

5. 严格进行无菌操作，预防感染。术后严密观察穿刺部位有无出血和继发感染等并发症，并及时做对症处理。

【思考题】

1. 简述骨髓穿刺术的适应证及禁忌证。

2. 简述骨髓穿刺术的穿刺流程。

（黎秋晗）

实习四　腰椎穿刺术

【实习目的】

通过教师示教腰椎穿刺术，学生在仿真模型上练习，使学生掌握腰椎穿刺术这项临床操作技能。

【实习目标】

1. 掌握腰椎穿刺术的适应证、禁忌证以及具有处理并发症的能力。

2. 具有正确规范实施腰椎穿刺术全部流程的能力。

3. 具有严肃认真、尊重患者隐私、对患者一视同仁、爱护患者的职业道德。

【重点难点】

重点：掌握规范的腰椎穿刺术流程。

难点：腰椎穿刺并发症的处理。

【实习方法】

由教师选用腰椎穿刺术医学仿真模型，教师边口述边示教。示教结束后由学生组队练习后，教师进行课堂考核并观察纠正，指出不足。学生在练习的同时做好记录，课后书写穿刺记录，交教师审阅、修改，教师向学生反馈穿刺记录出现的问题。

【实习内容】

完成腰椎穿刺术，明确患者适应证，排除其禁忌证，做好术前准备，掌握穿刺方法、步骤及注意事项。

一、适　应　证

1. 抽取脑脊液进行实验室检查，帮助诊断脑膜炎、脑炎、颅内感染、蛛网膜下腔出血、脑膜肿瘤、脱髓鞘疾病等神经系统疾病。

2. 测定颅内压力，了解蛛网膜下腔是否阻塞等。

3. 有时也用于鞘内注射药物。

二、禁 忌 证

1. 凡疑有颅内压升高者必须先做眼底检查，如有明显视盘水肿或有脑疝先兆者，禁忌穿刺。

2. 患者处于休克、衰竭或濒危状态。

3. 穿刺点附近脊柱有结核病灶或颅后窝有占位性病变。

4. 穿刺点局部皮肤有感染。

5. 凝血功能障碍。

三、术 前 准 备

1. 医生准备　穿白大褂、戴口罩帽子、洗手，核对患者信息，明确患者适应证，排除禁忌证，测量患者生命体征，准备知情同意书。

2. 患者准备　签署知情同意书，排空尿液。

3. 材料准备　腰椎穿刺包（无菌手套、无菌洞巾、弯盘、腰椎穿刺针、脑脊液压力监测计、止血钳、组织镊、注射器、无菌试管、无菌纱布、棉球），消毒物品（碘伏、棉签），局部麻醉药（2% 利多卡因），0.1% 肾上腺素、胶布等。

4. 环境准备　调节温度适宜，拉好床帘保护患者隐私，确保操作环境安全。

四、操 作 步 骤

1. 体位　患者侧卧于硬板床上，背部与床面垂直，头部尽量向前胸屈曲，两手抱膝紧贴腹部，使躯干尽可能弯曲呈弓形；或由助手在术者对面用一手挽患者头部，另一手挽患者双下肢腘窝处并用力将其抱紧，使其脊柱尽量后凸以增宽椎间隙，便于进针。

2. 穿刺点　通常以双侧髂嵴最高点连线与后正中线的交会处为穿刺点，此处相当于第 3～4 腰椎棘突间隙，有时也可在上一或下一腰椎间隙进行（图 4-4-1）。

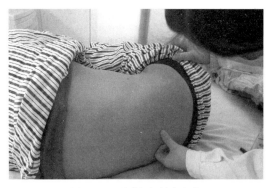

图 4-4-1　腰椎穿刺点定位

3. 常规消毒皮肤　以穿刺点为中心进行消毒，直径不小于 15cm，消毒 2～3 次，后一次消毒直径均小于前一次。

4. 铺无菌洞巾　打开一次性腰椎穿刺包，戴无菌手套，覆盖消毒洞巾，并检查穿刺包内物品，注意检查穿刺针是否通畅，有无倒钩毛刺。

5. 麻醉　助手协助检查并打开 2% 利多卡因，术者以 5ml 注射器抽取 2% 利多卡因 2～3ml，自患者皮肤到椎间韧带做逐层局部浸润麻醉。

6. 穿刺　术者用左手固定患者穿刺点皮肤，右手持穿刺针以垂直背部、针尖稍斜向头部的方向缓慢刺入，成人进针深度为 4～6cm，儿童为 2～4cm。当针头穿过韧带与硬脑膜时,有阻力突然消失的落空感。此时可将针芯慢慢抽出(以防脑脊液迅速流出造成脑疝),可见脑脊液流出。

7. 脑脊液压力测量   放液前先接上测压管测量压力,测定压力时需嘱患者放松,并缓慢将其双下肢伸直,以免因患者腹压增高而导致脑脊液压力测量值高于真实水平。正常侧卧位脑脊液压力为 80 ~ 180mmH$_2$O。若继续做压颈试验,可了解蛛网膜下腔有无阻塞,即在测初压后,由助手先压迫患者一侧颈静脉约 10 秒,再压另一侧,最后同时按压双侧颈静脉。正常情况下压迫颈静脉,脑脊液压力立即升高 1 倍左右,解除压迫后 10 ~ 20 秒,迅速降至原来水平,称为梗阻试验阴性,示蛛网膜下腔通畅;若压迫颈静脉后,不能使脑脊液压升高,则为梗阻试验阳性,示蛛网膜下腔完全阻塞;若施压后压力缓慢上升,放松后又缓慢下降,示有不完全阻塞。但是,对颅内压增高或怀疑颅后窝肿瘤的患者,禁做此试验,以免发生脑疝。

8. 标本采集   撤去测压管,收集脑脊液 2 ~ 5ml 送检;如需做培养时,应用无菌试管留标本。术毕,拔出穿刺针,消毒液消毒穿刺点,盖上无菌敷料,用胶布固定。

9. 术后处理   去枕平卧 4 ~ 6 小时,以免引起术后低颅压头痛,嘱患者敷料 24 小时不能揭除,穿刺点 24 小时内保持干燥。

五、注 意 事 项

1. 严格掌握禁忌证。

2. 穿刺时患者如出现呼吸、脉搏、面色异常等症状时,立即停止操作,必要时皮下注射 0.1% 肾上腺素 0.3 ~ 0.5ml。

3. 鞘内给药时,应先放出等量脑脊液,然后再注入等量置换药液。

【思考题】

1. 简述腰椎穿刺术的适应证及禁忌证。
2. 简述腰椎穿刺术的穿刺流程。

(周   鑫)

附 测试题答案

第一部分 问诊及体格检查

实习一 模 拟 问 诊

一、单项选择题

1. B 2. D 3. A 4. B 5. D 6. D 7. E 8. E 9. E 10. E

二、填空题

一般项目 主诉 现病史 既往史 系统回顾 个人史 婚姻史 月经史与生育史 家族史

三、简答题

现病史包括：① 起病情况与患病的时间；② 主要症状的特点；③ 病因与诱因；④ 病情的发展与演变；⑤ 伴随症状；⑥ 诊治经过；⑦ 病程中的一般情况。

实习二 一 般 检 查

一、选择题

1. E 2. B 3. E 4. C 5. B 6. C 7. B 8. D 9. A 10. D 11. ABDE 12. BD

二、填空题

1. 生命活动存在与否 质量
2. 35℃以下 致热或降温
3. 2 1～2 5mmHg

三、简答题

若触及淋巴结肿大，需要描述其部位、大小、数目、硬度、压痛、活动度、有无粘连，局部皮肤有无红肿、瘢痕和瘘管等。淋巴结肿大分为局限性淋巴结肿大和全身性淋巴结肿大。局限性淋巴结肿大的原因常见于非特异性淋巴结炎、单纯性淋巴结炎、淋巴结结核和恶性肿瘤淋巴结转移。全身性淋巴结肿大的原因可见于感染性疾病（如病毒感染——艾滋病、细菌感染——结核、螺旋体感染——梅毒、寄生虫感染——丝虫病等）和非感染性疾病（如结缔组织病——系统性红斑狼疮，血液系统疾病——淋巴瘤等）。

实习三 头颈部检查

一、选择题

1. E 2. A 3. D 4. B 5. C 6. C 7. C 8. D 9. B 10. ABCE

二、填空题

1. 2/3 以内
2. 弥漫性甲状腺肿伴功能亢进
3. 肺不张　肺硬化　胸膜粘连

三、简答题

甲状腺肿大常见疾病：①甲状腺功能亢进；②单纯性甲状腺肿；③甲状腺癌；④慢性淋巴细胞性甲状腺炎；⑤甲状旁腺腺瘤。

实习四　心脏、血管检查

心 脏 检 查

一、选择题

1. B　2. D　3. A　4. A　5. C　6. A　7. C　8. D　9. E　10. ABC

二、填空题

1. 心律　心率　心音　额外心音　瓣膜杂音　心包摩擦音
2. 左侧第 5 肋间锁骨中线内侧 0.5 ~ 1.0cm　2 ~ 2.5cm
3. 肝上界

三、简答题

心脏瓣膜听诊区有 5 个，分别如下。
（1）二尖瓣区：位于心尖冲动最强点，又称心尖区。
（2）肺动脉瓣区：在胸骨左缘第 2 肋间隙。
（3）主动脉瓣区：位于胸骨右缘第 2 肋间隙。
（4）主动脉瓣第二听诊区：在胸骨左缘第 3 肋间隙。
（5）三尖瓣区：在胸骨体下端左缘，即胸骨左缘第 4、5 肋间隙。

血 管 检 查

周围血管征阳性意义：主要见于主动脉瓣重度关闭不全、甲状腺功能亢进和严重贫血等。

实习五　心 音 听 诊

心房颤动的听诊特点：心律绝对不规则、第一心音强弱不等、脉率少于心率（脉搏短绌）。

实习六　胸廓及肺部检查

一、选择题

1. C　2. E　3. C　4. D　5. D　6. D　7. D　8. D　9. B　10. ABDE

二、填空题

1. 胸廓扩张度　语音震颤　胸膜摩擦感
2. 第6肋间隙　第8肋间隙　第10肋间隙
3. 呼吸运动　呼吸频率　呼吸节律

三、简答题

语音震颤减弱或消失，主要见于：① 肺泡内含气量过多，如肺气肿；② 支气管阻塞，如阻塞性肺不张；③ 大量胸腔积液或气胸；④ 胸膜高度增厚粘连；⑤ 胸壁皮下气肿。

实习七　呼吸音听诊

各种正常呼吸音分布的区域如下。① 气管呼吸音：于胸外气管外面可闻及。② 支气管呼吸音：在喉部、胸骨上窝，背部第6、7颈椎及第1、2胸椎附近可闻及。③ 支气管肺泡呼吸音：在胸骨两侧1、2肋间隙，肩胛间区第3、4胸椎水平，以及肺尖前、后部可闻及。④ 肺泡呼吸音：在正常情况下，除气管呼吸音、支气管呼吸音和支气管肺泡呼吸音区域外，在两侧肺野均可闻及肺泡呼吸音。

实习八　腹部检查

一、单项选择题

1. B　2. B　3. E　4. A　5. B　6. A　7. C　8. B　9. A　10. E

二、填空题

1. 1000ml　3000～4000ml　120ml
2. 单手触诊法　双手触诊法　钩指触诊法
3. 肠鸣音　血管杂音　摩擦音　搔刮音　振水音

三、简答题

触诊腹部包块时必须注意将正常脏器和病理性包块区别开来。如为病理性包块，应注意下列几点。

（1）部位。
（2）大小：应测量其上下、左右和前后径。
（3）形态：触到包块应注意其形状、轮廓、边缘和表面情况。
（4）质地：柔韧、中等硬或坚硬。
（5）压痛：炎性包块有明显压痛。
（6）搏动：消瘦者可在腹部见到或触到动脉的搏动。
（7）移动度。
（8）所触及包块与腹壁和皮肤的关系，以区别腹腔内外的病变。

实习九　脊柱、四肢及肛门检查

一、选择题

1. E　2. B　3. C　4. B　5. C　6. D　7. D　8. D　9. ABDE　10. CD

二、填空题

1. 脊柱结核　骨折　腰椎间盘突出
2. 慢性肺气肿　支气管扩张　支气管肺癌　亚急性感染性心内膜炎　肝硬化（任选三个）
3. 跖骨头无菌性坏死

三、简答题

脊柱侧凸的分类及病因如下：

（1）姿势性侧凸：无脊柱结构的异常。姿势性侧凸早期脊柱的弯曲度多不固定，改变体位可使侧凸得以纠正，如平卧位或向前弯腰时脊柱侧突可消失。病因：① 儿童发育期坐、立姿势不良；② 代偿性侧凸可因一侧下肢明显短于另一侧所致；③ 坐骨神经性侧凸，多为椎间盘突出、患者改变体位时放松对神经根压迫的一种保护性措施，突出的椎间盘位于神经根外侧，腰椎突向患侧，位于神经根内侧，腰椎突向健侧；④ 脊髓灰质炎后遗症等。

（2）器质性侧凸：脊柱器质性侧凸的特点是改变体位不能使侧凸得到纠正。病因：先天性脊柱发育不全、肌肉麻痹营养不良、慢性胸膜增厚粘连及肩部或胸廓的畸形等。

实习十　神经系统检查

一、单项选择题

1. D　2. B　3. B　4. C　5. C　6. A　7. E　8. C　9. D　10. A

二、填空题

1. 胸髓 7～8 节　胸髓 9～10 节　胸髓 11～12 节
2. 锥体束　脑干　脊髓
3. 脑膜炎　蛛网膜下腔出血　颅压增高

三、简答题

1岁半以内的婴幼儿由于神经系统发育未完善，也可出现病理反射阳性，不属于病理性，不提示锥体束病损。

实习十一　全身体格检查

不同体位全身体格检查顺序：

（1）卧位时全身体格检查的顺序：一般情况和生命体征→头颈部→前、侧胸部（心、肺、乳房）→（患者取坐位）背部（包括肺、脊柱、肾区、骶部）→（患者取卧位）腹部→上、下肢→肛门、直肠→外生殖器→神经系统（患者取站立位）。

（2）取坐位时全身体格检查的顺序：一般情况和生命体征→上肢→头颈部→背部（包括肺、脊柱、肾区、骶部）→（患者取卧位）前胸、侧胸部（心、肺、乳房）→腹部→下肢→肛门、直肠→外生殖器→神经系统（患者取站立位）。

实习十二　临床见习

一、单项选择题

1. D　2. C　3. C　4. D　5. B　6. C　7. D　8. A　9. C　10. B

二、填空题

严肃认真　尊重隐私　对任何患者一视同仁　对同道不随意评价　患者教育和健康

三、简答题

入院记录的内容包括：主诉、现病史、既往史、个人史、婚姻史、月经史（女性）、生育史、家族史、体格检查、辅助检查、初步诊断、医师签名。

第二部分　心电图检查

一、选择题

1. C　2. C　3. E　4. E　5. D　6. B　7. D　8. E　9. B　10. D　11. C　12. E　13. B　14. A　15. D　16. BCDE　17. ABD　18. BDE　19. AC　20. ABCE

二、填空题

1. 0.04　0.20
2. 1/4　＜ 0.03 秒
3. P—R 间期＜ 0.12 秒　QRS 波群时限≥ 0.12 秒　QRS 波群起始粗钝　有 Δ 波
4. 频率 150 ～ 240 次 / 分　节律绝对整齐　QRS 波时限正常（≤ 0.12 秒）
5. 心肌缺血　心肌损伤　心肌坏死

三、简答题

1. 心脏激动起源于窦房结，沿心房肌通过结间束，使激动传导至房室结，经过房室束、左右束支，再经过浦肯野纤维到达心室肌，引起心室肌激动。

2. 心肌梗死分为 4 期。

（1）超急期：数小时内 T 波高耸，ST 段抬高。

（2）急性期：数小时至数天，异常 Q 波，ST 段抬高呈动态改变。

（3）演变期（亚急性期）：数天至数周，ST 段恢复等电位线，异常 Q 波，T 波动态改变。

（4）陈旧期（稳定期）：数周至数月，可有异常 Q 波，ST 段恢复等电位线，T 波无动态改变。

3. 二度 I 型房室传导阻滞（文氏现象）的心电图特点：相对不应期、绝对不应期均有延长。P—R 间期逐渐延长，伴 R—R 间期逐渐缩短，直至 P 波后脱落一个 QRS 波，脱落前最后一个 P—R 间期最长，脱落后第一个 P—R 间期最短；脱落前最后一个 R—R 间期最短，脱落后第一个 R—R 间期最长。脱落造成的长 R—R 间期大于任何两个短 R—R 间期之和。

4. 三种期前收缩的诊断与鉴别诊断。

（1）房性期前收缩：提前出现 P'-QRS-T 波群，P' 波形态不同于窦性 P 波，P'—R 间期≥ 0.12 秒，QRS 波群形态与窦性相同（或伴室内差异性传导而畸形），多不完全性代偿。

（2）交界性期前收缩：提前出现 QRS-T 波群，逆行 P 波（P'）：$P_{II、aVF}$ 倒置，P_{aVR} 直立，P' 位于期前收缩 QRS 波之前，P'—R ＜ 0.12 秒；P' 位于期前收缩 QRS 波之后，R—P' ＜ 0.20 秒；无 P'，P' 与 QRS 波重叠，QRS 波形态与窦性相同或伴差异性传导而畸形，多有完全代偿间歇。

（3）室性期前收缩：提前出现的 QRS 波群，无 P 波或无相关 P 波，QRS 波群宽大畸形，时限≥ 0.12 秒，ST-T 波继发改变，多有完全代偿间歇。

5. 阵发性室性心动过速的心电图诊断要点如下。

（1）频率 140 ～ 200 次 / 分，较室上性心动过速慢。

（2）节律基本整齐。

（3）QRS 波群呈室性，宽大畸形，时限＞ 0.12 秒。

（4）ST-T 呈继发性改变。